Anit
et Anne-Catherine Boulanger

Bicarbonate à tout faire

hachette
PRATIQUE

Sommaire

Introduction

Imaginez une poudre qui, à chaque moment de votre vie, vous sortirait d'un mauvais pas. Une poudre qui mettrait des paillettes dans votre sourire, veillerait sur le doudou de bébé, protégerait la voiture de monsieur, adoucirait les rhumatismes de mamie et assurerait la longévité de votre électroménager... Perlimpinpin, c'est probablement le premier mot qui vous vient ! Car comment faire des miracles dans des situations aussi différentes, à moins d'être magique. Il faut croire que les fées se sont bousculées au chevet du bicarbonate, car c'est lui, cette panacée à la fois capable de guérir les maux les plus divers, de ressusciter les objets abîmés par le temps, de redonner vie aux couleurs des tissus et de doper le goût de votre cuisine. Plus de cent usages du bicarbonate sont ici rassemblés : une mini-bible qui vous accompagnera dans chaque pièce du foyer, au jardin et en balade, apportant une solution sans douleur pour notre planète et pour votre porte-monnaie !

Anti-brûlures d'estomac, dentifrice blanchissant, bain anti-douleurs musculaires, détachant express, déodorant discret, anticalcaire infatigable, blanchisseur tout-terrain, exhausteur de goût, attendrisseur de viande, booster de lessive, coupe-feu... avec tous ces dons, et bien d'autres encore que vous découvrirez au fil de ces pages, à n'en pas douter, vous vous laisserez enchanter par cette fée du logis et ange gardien de la maisonnée.

Bicarbonate : la poudre magique à tout faire

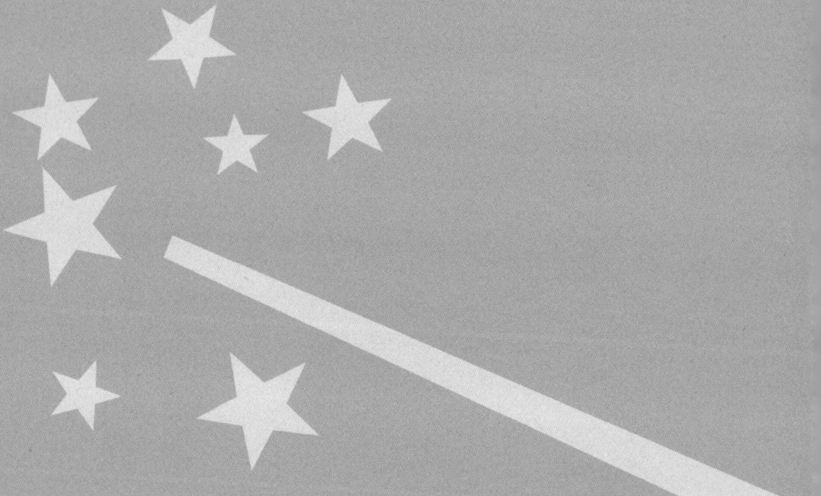

Comment faisait-on avant le bicarbonate ? Mystère. La réponse se perd dans la nuit des temps. Depuis que l'homme a découvert les propriétés incroyables de ce drôle de minéral, il y a plusieurs milliers d'années, son immense succès ne s'est jamais démenti.

Loin de constituer un retour en arrière, le récent renouveau d'intérêt pour un produit aussi ancien prouve simplement qu'il n'a pas pris une ride, ni même une ridule.

Nos arrière-grands-parents l'utilisaient, tout comme nos grands-parents, et nos enfants et petits-enfants l'utiliseront probablement aussi. Rares sont les produits universels qui ont traversé le temps avec autant de panache.

Sa forme a évolué, il s'est purifié, industrialisé... mais sans vraiment changer. Et pour cause : le bicarbonate réunit tous les ingrédients d'un produit génial. D'origine naturelle, il est sain, pratique, hyper utile, sans risque, biodégradable, bon marché et déshydraté, ce qui veut dire qu'il se conserve facilement et ne véhicule pas de microbes.

Quant aux rôles qu'il peut jouer dans notre vie quotidienne, ils sont multiples, comme vous allez le découvrir dans ce livre. En fait, le bicarbonate est le couteau suisse de la maison. En nettement plus utile et en beaucoup moins dangereux !

Tout ce qu'il faut savoir sur cette petite poudre magique en 10 questions-réponses.

1. Qu'est-ce que le bicarbonate ?

C'est une poudre blanche d'origine naturelle issue d'un minéral. Depuis le début de sa « carrière », il s'est industrialisé, ce qui explique son coût modique, mais sa formule n'a pas changé, il reste toujours du « pur minéral » : $NaHCO_3$. On l'appelle aussi : baking soda (États-Unis), bicarbonate alimentaire, bicarbonate de soda, bicarbonate de soude, carbonate acide de sodium, carbonate acide monosodique, hydrogénocarbonate de sodium, petite vache (au Québec, en référence à une marque de bicarbonate dont l'emblème est une vache), poudre à pâte, poudre à lever, sel de Vichy, soda à pâte. Sa « vraie » appellation est « bicarbonate de sodium ». Toutefois, dans ce livre, nous le nommerons « bicarbonate » tout court : il fait partie de la famille, maintenant !

Le bicarbonate de soude

Le bicarbonate de soude est une appellation impropre, car celui-ci ne correspond pas exactement à du bicarbonate de sodium. Autre confusion à éviter : avec la soude caustique, que nous vous déconseillons formellement d'avaler ou d'appliquer sur votre peau sous peine de brûlures intenses.

Le natron : un super sel

Le natron est un minéral, un sel particulier, que l'on trouve principalement dans certains lacs très riches en sodium (sel) d'Afrique et des États-Unis, bien qu'il y en ait dans de nombreux autres lacs dans le monde. Le symbole chimique du sodium, Na, est d'ailleurs dérivé de « natron ». Au nord de la Tanzanie, un de ces lacs, « champion » dans ce domaine, s'appelle même le lac Natron. Des quantités ahurissantes de bicarbonate y sont dissoutes. Ce lac est si salé que presque aucune espèce végétale ou animale ne peut y survivre, et sa (rare) faune y est unique au monde. Le natron est constitué de carbonate et de bicarbonate de sodium, que l'on peut séparer en deux pour ne garder que le bicarbonate, l'objet de ce livre.

2. Depuis quand existe-t-il ?

Sous sa forme originelle et naturelle, il existe depuis toujours : il participe à l'équilibre en dioxyde de carbone et en « acidité » (pH) de la Terre.

Au temps des pharaons, les Égyptiens utilisaient déjà le natron, un sel extrêmement blanc issu des lacs, renfermant entre autres du bicarbonate de sodium (disons, pour simplifier, que c'était le grand-père de « notre » bicarbonate). Ils s'en servaient pour laver et blanchir leurs vêtements, assouplir le cuir, prendre des bains ou simplement vaquer à leur hygiène corporelle quotidienne… et momifier leurs pharaons car le natron desséchait les corps. En somme, les Égyptiens l'employaient un peu pour tout, exactement comme nous aujourd'hui avec le bicarbonate.

3. Quand est-il né sous la forme que nous connaissons aujourd'hui ?

Le bicarbonate, tel que nous le connaissons aujourd'hui, n'existe finalement « que » depuis 1846. Pas si ancien que ça, ce « bon vieux » bicar ! Son histoire est amusante. Tout commence dans l'imagination d'un chimiste français, Nicolas Leblanc, en 1791, qui cherchait à transformer le sel en sodium. Il invente alors le carbonate de sodium, grand frère du bicarbonate. Problème : le processus de production, très artisanal et peu écologique, nécessite de l'ammoniac et un chauffage à très haute température, avec rejet des déchets toxiques, bref, de quoi limiter son utilisation.

Heureusement, cinquante ans plus tard, John Dwight et Austin Church, deux boulangers new-yorkais inventifs, découvrent que ce carbonate de sodium ajouté à du lait produit des bulles, c'est-à-dire qu'il forme une sorte de levure. Eux qui cherchaient à faire « lever leur pâte », ils sont ravis, et poussent plus loin leurs expériences en transformant le carbonate en bicarbonate. Rendons hommage à ces deux inventeurs géniaux ! Puis, en 1863, lorsque les deux frères Solvay démarrent la production industrielle du bicarbonate, c'est le début d'un immense succès. Aujourd'hui, leur marque BicarNet est présente dans 50 pays ! D'autres marques existent, équivalentes pour l'usage que l'on en fait au quotidien : Salins du Midi, Cérébos, Gifrer, Phy...

4. Où l'acheter et combien ça coûte ?

Tout dépend de la finesse de la poudre que vous recherchez. Pour l'usage courant, le bicarbonate vendu en grande surface convient très bien. Un petit bonheur pour 3 francs 6 sous, ou des clopinettes si vous préférez, ou plus précisément autour de 5 € le kilo. Dans le bain, pour nettoyer la cuisine, comme déodorant et désodorisant : il fait merveille. Par exemple, on en trouve chez Monoprix autour de 2 € la boîte de 400 grammes, tout comme chez Carrefour Market, Géant Casino, Leclerc, Auchan... Il est parfois au rayon « sel », parfois au rayon « farine », parfois avec la chapelure... Cherchez un peu ou demandez au responsable de magasin. Les petites et moyennes surfaces n'en proposent pas toujours : ne vous découragez pas pour autant, persévérez !

Vous trouverez par ailleurs en pharmacie du bicarbonate « surfin », un petit peu plus onéreux (mais au tarif encore dérisoire d'environ 4 € la boîte, surtout compte tenu des économies substantielles qu'il va vous faire réaliser), de mouture extrêmement fine : cette qualité est vivement recommandée pour un usage dentaire, et même pour vos soins cosmétiques maison si vous avez la peau sensible. En outre, le pharmacien vous prodiguera des conseils avisés, ce qui est toujours appréciable.

Un additif très utilisé en industrie alimentaire

Dès que vous voyez « E 500 » sur l'étiquette d'un produit, il s'agit de bicarbonate. Comme quoi, tous les additifs alimentaires ne sont pas « suspects », celui-ci est même autorisé dans les produits bio !

5. Comment le conserver ?

Chez vous, mettez-le tout simplement dans un placard, à l'abri de l'humidité, sinon il risque de s'agglomérer. Il n'y a aucune précaution particulière à prendre. Il n'a aucune odeur, aucune saveur. Pas envahissant, pas dérangeant, en bref, l'hôte parfait de toute cuisine ou salle de bains.

Poubelle !

Une fois qu'il a servi, mieux vaut le jeter, en tout cas ne pas le consommer par voie orale ni l'appliquer sur la peau. En revanche, pour le jardin ou pour profiter de son côté abrasif pour récurer un évier, pas de problème. Pour un usage corporel, préférez une boîte de bicar « neuve » et « non périmée », c'est mieux.

6. Est-ce qu'il se périme ?

Oui. Toutefois, à condition d'être stocké dans des conditions adéquates, il « tient » facilement plusieurs années après la date d'achat. Bien qu'il conserve *ad vitam aeternam* son aspect immaculé de jeune premier, le bicarbonate perd, à la longue, une partie de ses propriétés. Pour vérifier qu'il est toujours bon pour le service, versez-en un peu dans une cuillère à soupe ou sur une petite soucoupe. Puis aspergez-le de quelques gouttes de vinaigre. Ça mousse ? Tout va bien. Il ne se passe rien ? Poubelle. Vous n'avez plus qu'à racheter un nouveau paquet.

7. À quoi sert-il ?

À tout ou presque ! En tout cas, à beaucoup de choses. Il désinfecte (plaies), assèche (boutons), désodorise (corps, placard, frigo), nettoie (objets), purifie et « gomme » (peau), aide à digérer, détartre, assainit, met la main à la pâte en cuisine (il élimine les pesticides des végétaux et préserve leurs couleurs à la cuisson, rend les plats plus digestes, accélère la cuisson des légumes secs, fait lever la pâte à pain ou à gâteaux...), calme certaines douleurs... la liste de ses bienfaits est interminable.

Avec une seule petite boîte, très bon marché en plus, on peut s'occuper de soi et de sa maison. Pour couronner le tout, il est parfaitement biodégradable, donc non polluant : un grand pas pour votre santé (pas d'émanations nocives) et pour l'environnement, les rivières, les poissons... Qui dit mieux ?

8. Ses bienfaits dans le domaine de la santé sont-ils démontrés ?

Le bicarbonate ne coûte pas grand-chose, ce qui signifie qu'il rapporte peu ou presque rien aux industriels qui le commercialisent. Il est donc peu intéressant aux yeux des laboratoires, ce qui explique que vous n'en entendiez pas beaucoup parler... Pourtant, ses propriétés sont bien réelles, et, à la requête « bicarbonate de sodium », PubMeb,

« Nous sommes tous des poussières d'étoiles »

L'astrophysicien Hubert Reeves résumait avec génie la situation : nous sommes tous des poussières d'étoiles. Autrement dit, bien que nous soyons « vivants », nous sommes aussi constitués de minéraux, matériaux inertes que l'on retrouve dans toutes les étoiles et les planètes. Le bicarbonate en est un exemple puisqu'il se trouve à l'état naturel dissous dans notre bile (sous forme de nahcolite), où il sert à neutraliser l'acide chlorhydrique produit par l'estomac au cours de la digestion. Il est ensuite éliminé dans l'intestin via le canal biliaire. Lorsque vous buvez un verre d'eau bicarbonatée pour mieux digérer, vous ne faites que prêter main-forte à votre propre bicarbonate digestif : une aide naturelle et reconnue comme telle par l'organisme.

le plus célèbre des moteurs de recherche d'études scientifiques, propose au moment de l'écriture de ce livre pas moins de 12 589 réponses, aussi sérieuses que : « *Treating severe diabetic ketoacidosis with infusions of sodium bicarbonate*. Rosival V, Bratisl Lek Listy. 2009 », par exemple. Ce bon vieux bicar a un fabuleux passé et certainement un très bel avenir médical devant lui.

9. Y a-t-il des contre-indications à son usage ?

Pas de réelles contre-indications, mais du bon sens. Le bicarbonate étant de saveur salée, il peut paraître un peu « violent » en bouche au premier contact oral. Rien de grave, mais habituez vos papilles progressivement, c'est mieux. Par ailleurs, n'en abusez pas. On ne se brosse pas les dents quotidiennement au bicarbonate pour les blanchir plus vite, on ne prend pas systématiquement du bicarbonate à chaque repas pour digérer (votre système digestif doit y parvenir tout seul, sinon il y a un problème), etc.

En revanche, contrairement au chlorure de sodium (sel de table), que les médecins recommandent de limiter, et interdisent même à certains de leurs patients hypertendus, le bicarbonate de sodium n'induit pas (ni n'aggrave) l'hypertension, selon les études médicales les plus récentes, comme celle menée par le Dr Jean-Jacques Helwig, de l'Inserm. Cependant, il n'est pas question de chercher à soigner son hypertension avec, ni de remplacer le sel de cuisine par du bicarbonate de sodium : ce dernier libère tout de même un peu de sodium dans l'organisme (ce qu'il vaut mieux éviter), même si sa forme « bicarbonate » permet d'en dégrader une partie.

10. Peut-il représenter un danger pour les animaux de compagnie ?

Non, le bicarbonate est un allié, grâce à ses vertus aseptiques, répulsives pour les insectes et d'aide à la digestion ! Saupoudré sur la couche de votre compagnon à quatre pattes, il en assure la propreté et avale les petites odeurs. Et si Médor en ingère, c'est prévu : comme pour nous, le bicarbonate absorbe le trop-plein d'acidité généré par notre alimentation. Votre Félix (Azor, Titi, Django...) n'en digérera que mieux. Quant à son pouvoir anticalcaire, il profitera à votre aquarium.

? Peut-on remplacer le sel par du bicarbonate ?

Non ! Ce qui sale, dans le chlorure de sodium, c'est le chlorure (et non le sodium). Les médecins recommandent d'ailleurs à leurs patients hypertendus de remplacer le chlorure de sodium par du chlorure de potassium, et non par du bicarbonate, lequel n'a qu'un pouvoir salant médiocre (il est plutôt amer).

Bicarbonate : pour une bonne santé

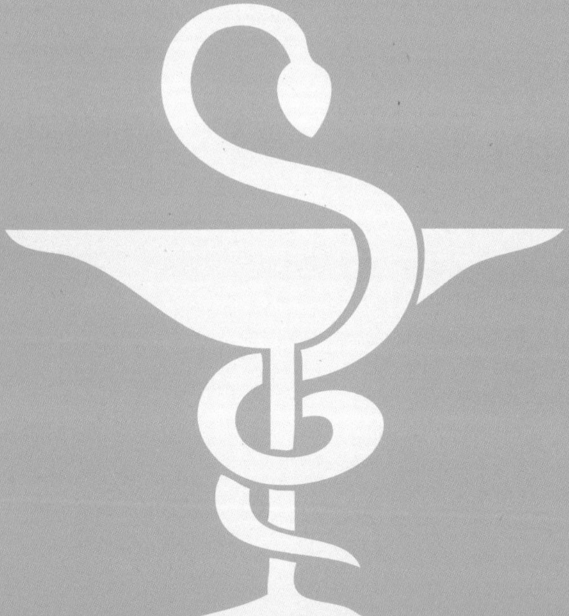

Le bicarbonate n'est pas un médicament miracle ni une panacée universelle. Il rend de grands services au quotidien, mais ne remplace en aucun cas un traitement médical si vous en avez besoin. Voici quelques utilisations où son efficacité est vérifiée.

Allaitement

Pour apaiser la bouche irritée de bébé, souvent en raison d'un petit champignon et d'un milieu trop acide, versez 1 cuillère à café de bicarbonate dans un verre d'eau. Mélangez bien, puis appliquez cette préparation sur vos mamelons.
En posant sa bouche dessus, bébé sera apaisé sans aucun risque ni pour lui, ni pour la peau de sa maman.

Aphtes

- Versez de l'eau tiède dans une tasse à café ou remplissez à moitié un verre.
- Ajoutez 1 cuillère à café de bicarbonate et mélangez bien. Faites des bains de bouche en veillant à faire circuler le liquide antiseptique partout pendant près d'une minute, pour que le bicarbonate soit bien en contact avec les muqueuses.
- Recrachez. Ne rincez pas.

Bobos

Une mini-coupure au doigt ?
- Versez vite 1 cuillère à soupe de bicarbonate dans un verre d'eau très chaude.
- Plongez votre doigt dedans et laissez-le se désinfecter tranquillement, pendant plusieurs minutes. Au début, cela pique un peu, mais, très vite, cette sensation s'estompe. Retirez alors votre doigt.
- Renouvelez 2 ou 3 fois dans la journée si nécessaire.

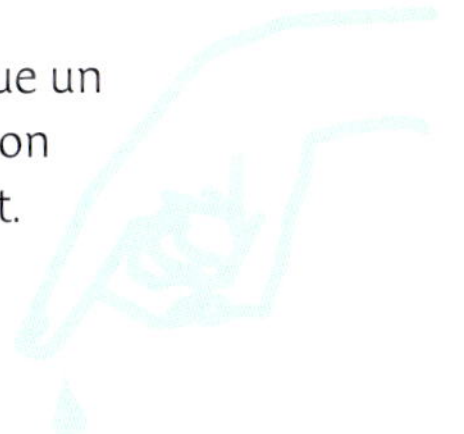

Boutons qui démangent (piqûres d'insecte, rougeole, urticaire...)

- Versez 150 à 200 grammes de bicarbonate dans la baignoire, dans une eau pas trop chaude (la chaleur exacerbe les démangeaisons).
- Plongez-vous dans le bain pendant 20 minutes.
- Rincez-vous rapidement à l'eau tiède avant d'en sortir. Cette astuce marche aussi en cas de maladie éruptive (rougeole, varicelle...) ou d'urticaire.

Bronchite

Voir : **Refroidissement**.

Brûlures

Main posée par inadvertance une fraction de seconde sur la semelle du fer à repasser, la grille du four ?

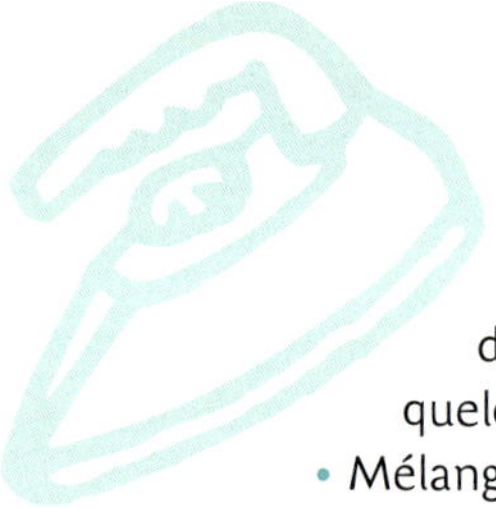

• Versez vite 1 pincée de bicarbonate dans un verre d'eau très froide, ajoutez quelques glaçons si possible.

• Mélangez bien. Imbibez une compresse ou un tissu très propre dans cette eau bicarbonatée et posez délicatement sur la zone brûlée. Dès que la sensation de fraîcheur s'estompe, replongez le tissu dans le liquide glacé, et appliquez de nouveau.

• Renouvelez jusqu'à apaiser totalement la chaleur cutanée. Vous pouvez aussi plonger votre doigt directement dans le verre, en vous frayant un chemin parmi les glaçons.

Brûlures d'estomac

L'indication favorite du bicarbonate.

• Versez une ½ cuillère à café rase de bicarbonate dans un demi-verre d'eau pas trop froide.

• Mélangez bien.

• Buvez lentement. Incroyable mais vrai : à chaque gorgée, vous vous sentez déjà mieux. Le bicarbonate tamponne naturellement et très efficacement l'acidité de l'estomac, sans effets secondaires. Pas étonnant qu'il entre dans la composition de nombreux médicaments antiacides. L'apaisement est immédiat et durable.

Caries

Les caries se développent parce que les minuscules résidus, laissés en bouche à chaque repas par les aliments, servent de nourriture à des bactéries agressives. Ces dernières acidifient le milieu buccal et finissent par creuser des trous dans l'émail, pourtant très dur. La spécialité du bicarbonate étant de « tamponner » l'acidité, et même de la prévenir, c'est un bon anticarie. Évidemment, il ne se

Seniors : en manque d'enzymes !

Le bicarbonate est un allié fidèle de tout système digestif en difficulté. Mais il faut l'utiliser au bon moment, à bon escient. Contre l'acidité gastrique, il faut le prendre après les repas et seulement en cas de difficultés (aigreurs, remontées acides). Car, pour bien digérer et éliminer les microbes potentiellement présents dans les aliments, l'estomac doit rester très acide : du bicarbonate systématique et pris à un moment inadéquat entrave son travail. Souvent, contrairement aux idées reçues, les seniors ont une digestion ralentie car leur estomac ne produit plus assez d'acidité (ni d'enzymes). S'ensuivent divers troubles. Dans le cas d'une digestion lente, ne buvez pas d'eau bicarbonatée à tort et à travers, attendez les éventuelles brûlures d'estomac, qui ne trahissent pas un estomac trop acide mais un défaut de « cuirasse » dans ses parois, alors attaquées par sa propre acidité. Et voyez avec votre médecin ou votre pharmacien pour prendre des enzymes, tout simplement.

substitue pas à un brossage de dents, mais il le complète et prolonge son action.

Pour pratiquer un bain de bouche anti-carie :

- Versez 1 cuillère à café de bicarbonate dans un verre.
- Remplissez d'eau fraîche ou tiède, mélangez bien.
- Mettez en bouche, promenez le liquide partout le long des joues, du palais, sous la langue, et recrachez. Recommencez jusqu'à vider entièrement le verre.
- Si vous souffrez de douleurs dentaires quelconques ou d'infection gingivale, n'hésitez pas à ajouter 1 goutte (pas plus !) d'huile essentielle de girofle directement dans le verre. Vous obtiendrez un bain de bouche anticarie, antiseptique et antidouleur. Gardez au minimum 15 secondes, puis rincez-vous la bouche à l'eau tiède.

Coup de soleil

Le bicarbonate apaise le feu. Même principe que pour la brûlure classique, puisque le coup de soleil est bel et bien une brûlure :

- Mélangez intimement 1 cuillère à soupe de bicarbonate par verre d'eau bien fraîche.
- Imprégnez-en une compresse (petit coup de soleil) ou un grand tissu doux et propre (zone touchée étendue) et appliquez bien à plat sur la zone brûlée, comme une seconde peau.
- Recommencez autant de fois que nécessaire, en essorant le tissu puis en l'imbibant à nouveau d'eau bicarbonatée fraîche, jusqu'à disparition de la désagréable sensation de chaleur.
- Si l'ensemble du corps est concerné, plongez-vous dans un bain bicarbonaté tiède, à raison de 2 grands verres de bicarbonate pour une baignoire.
- Si vous en avez, ajoutez 6 gouttes d'huile essentielle de lavande aspic (diluées dans 1 cuillère à soupe d'huile végétale d'amande douce ou de dispersant neutre pour bain) : c'est d'une efficacité spectaculaire contre les brûlures en général, y compris celles du soleil. Quant à la température de l'eau, pas trop froide tout de même, inutile de faire une hypothermie.

Courbatures

Les courbatures meurtrissent nos muscles lorsqu'un effort physique inhabituel provoque une forte production d'acide lactique, que le corps n'arrive pas à évacuer. Tant que les muscles sont « chauds », c'est indolore, mais, une fois revenues à une température normale, les fibres musculaires se referment sur l'acide lactique qui, pris au piège, fait souffrir le martyr. Pour « tamponner » cette acidité, les médecins du sport conseillent de terminer la séance de sport par trois choses :

un sauna, un hammam ou un bain très chaud, le temps que l'acide lactique s'élimine de lui-même ;

des étirements, pour empêcher les muscles de se « raidir » ;

boire de l'eau riche en bicarbonate (type Vichy Saint-Yorre ou eau du robinet + bicarbonate) pour accélérer l'élimination de l'acide lactique.

Cystites récidivantes

Le bicarbonate ne soigne pas la cystite, en revanche il modifie le terrain pour éviter que les épisodes se succèdent. La cystite récidivante est toujours favorisée par une acidification des urines ou de l'organisme : c'est précisément ce que combat au mieux le bicarbonate.

- Plusieurs fois par semaine, surtout après un repas lourd ou riche en protéines (viandes, fromages, poissons, œufs...), buvez un verre d'eau dans lequel vous aurez versé une demi-cuillère à café de bicarbonate. Inutile de s'y astreindre chaque jour, 2 ou 3 fois par semaine suffisent.

Démangeaisons

En général

Qu'elles soient provoquées par une piqûre d'insecte, une réaction allergique ou tout autre facteur « inconnu », apaisez-les grâce au bicarbonate.

- Versez 3 cuillères à café de bicarbonate sur une petite soucoupe. Recouvrez de 1 cuillère à café d'eau ou, mieux, d'eau de rose ou de fleur d'oranger (eau florale en pharmacie).
- Ajustez les quantités selon la surface de peau à traiter. Pétrissez la pâte de manière à pouvoir l'étaler sur la zone qui démange.
- Appliquez ce cataplasme en « débordant » sur les côtés.
- Une fois sèche, la pâte tombe seule, sinon aidez-la un peu.

Intimes (filles/femmes)

De nombreuses démangeaisons intimes n'ont rien à voir avec une mycose, mais tout simplement avec un savon, un gel douche et/ou une eau trop agressif(ve) pour les fragiles muqueuses. Résultat : la zone est asséchée et privée de ses moyens naturels de défenses, donc fragilisée. Même les petites filles peuvent se plaindre d'inconforts, parfois très intenses, à cause d'un agent lavant irritant. Comme le pH (= l'acidité) de la zone intime n'est pas exactement le même que celui de la peau, les spécialistes recommandent aux personnes sensibles d'utiliser des gels spécialement adaptés à la toilette intime. Disponibles en pharmacie ou en grande surface, ils sont effectivement très agréables. Confort immédiat garanti ! Vous obtiendrez la même chose avec de l'eau légèrement bicarbonatée, à raison de 1 cuillère à soupe de bicarbonate pour 1 litre d'eau tiède.

Sous un plâtre

Emprisonnée sous un plâtre, la peau respire mal et peut rester humide, d'où un certain inconfort et, parfois, de petits problèmes d'hygiène. Saupoudrez un peu de bicarbonate entre plâtre et peau, en vous aidant éventuellement d'un sèche-cheveux en position « froid ».

Le conseil en +

Pensez à protéger vos yeux : un peu de bicarbonate va voler partout, et ça pique !

Diarrhées

Le bicarbonate ne calme pas les diarrhées (à haute dose, il serait même légèrement anticonstipation). En revanche, une petite pincée dans votre eau de boisson vous aidera à mieux vous réhydrater et à vous reminéraliser plus rapidement. N'oublions pas que le danger n° 1 de la diarrhée reste la déshydratation : on perd beaucoup d'eau avec les selles...

Échardes

Vous avez eu beau tremper votre doigt longuement dans de l'eau bien chaude, elles résistent à vos assauts. On va voir qui aura le dernier mot !

- Versez quelques gouttes d'eau sur 1 cuillère à café de bicarbonate, de manière à obtenir une pâte épaisse.
- Appliquez-la en cataplasme sur la zone colonisée et emballez le tout dans un petit sac plastique (du film alimentaire fera l'affaire).
- Laissez agir 2 heures, le temps de regarder un film, et démaillotez votre œuvre. Normalement, l'intruse est prête à sortir : usez de votre pince à épiler !

Eczéma (plaques)

En dehors des bains à l'eau bicarbonatée (1 verre de poudre dans l'eau de la baignoire) et de l'application de compresses (voir : **Brûlures**) pour un confort cutané appréciable, le bicarbonate se révèle fort utile pour calmer les petites plaques d'eczéma localisées.

- Mélangez 1 cuillère à soupe d'eau tiède avec 3 cuillères à soupe de bicarbonate.
- Malaxez jusqu'à obtenir une sorte de pâte que vous appliquerez, très épaisse, sur les plaques concernées.
- Laissez en place au moins un quart d'heure (aidez-vous au besoin d'une compresse), pour une efficacité optimale.
- Éliminez le bicarbonate devenu sec, puis vaporisez un « pschitt » d'eau thermale adaptée (type Avène, La Roche-Posay).
- Tamponnez doucement pour sécher.

Le conseil en

Pour encore plus d'efficacité, appliquez sur les plaques un mélange composé de 1 cuillère à café d'huile de calophylle et de 1 goutte d'huile essentielle de lavande aspic.

Fesses rouges (bébé)

La plupart des bébés en souffrent un jour ou l'autre. Les fesses rouges sont dues à une irritation de la peau, entretenue par la macération de l'urine dans la couche. Même si bébé est souvent changé, la peau très fragile de ses fesses finit par en souffrir.

- Versez 1 cuillère à café de bicarbonate dans l'eau de son bain.
- Passez-lui sur les fesses un linge imbibé d'eau bicarbonatée à chaque change.
- Comptez environ 1 cuillère à café de bicarbonate pour 2 litres d'eau tiède.
- Ne rincez pas, mais séchez très soigneusement pour éviter au maximum l'humidité.

Gastrite

La **gastrite aiguë** se traduit par des brûlures intenses de l'estomac, dues à une inflammation des parois gastriques. Généralement, elles s'apaisent juste après le repas pour réapparaître avec force un peu plus tard. La **gastrite chronique** est quasi « permanente », et concerne plus volontiers les personnes d'un certain âge (mais pas obligatoirement). Souvent, l'inflammation est causée par une bactérie appelée *Helicobacter pylori*, également responsable de l'ulcère à l'estomac. Le bicarbonate n'élimine pas la bactérie incriminée, mais apaise remarquablement les symptômes, ce qui est déjà un immense soulagement.

- Versez 1 cuillère à café de bicarbonate dans un verre d'eau.
- Mélangez bien et buvez très lentement.

Gingivites

Les problèmes parodontaux (gingivaux) sont en général dus à des bactéries. Pour renforcer les gencives et calmer les irritations, la pâte de Keyes (voir ci-après), fortement antiseptique, est conseillée depuis longtemps par la plupart des dentistes. Chacun propose souvent sa propre formule simplifiée, comme celle-ci :

- Mélangez dans un petit récipient 1 cuillère à soupe d'eau + 1 cuillère à soupe d'eau oxygénée à 10 volumes.

- Trempez votre brosse à dents très souple (surtout pas dure !) dans ce mélange, puis saupoudrez-la de bicarbonate très fin (pour soins dentaires).
- Massez très doucement vos gencives en dessinant des petits ronds, passez bien dans les sillons entre les gencives et les dents, et entre les dents si vous le pouvez. Tout en douceur.
- Rincez-vous ensuite la bouche avec un mélange eau + bain de bouche classique, à la menthe en cas de mauvaise haleine.

L'association eaux oxygénée + bicarbonate élimine la plupart des problèmes gingivaux. Ne vous laissez pas décourager par les praticiens qui affirment que « si vos gencives sont en mauvais état et se rétractent, c'est l'âge » : dans bien des cas, cela n'a rien d'une fatalité, et des soins appropriés et réguliers tout au long de la vie permettent d'entretenir au mieux votre capital gingival, garant d'une bonne santé dentaire.

Attention

Un bicarbonate « classique » ne convient pas, surtout si vous avez déjà les gencives sensibles. Ce serait comme de passer du papier émeri dessus ! Testez votre bicarbonate en frottant doucement une joue avec une pincée de poudre : si cela « gratte », ne l'utilisez pas pour un usage gingival, car la gencive, bien plus fragile que la peau, ne le supportera pas. Il vous faut impérativement un bicarbonate très fin, une vraie caresse…

LA FORMULE DE LA PÂTE DE KEYES

La pâte de Keyes est un grand classique, utilisé en dentisterie pour ses propriétés anti-inflammatoires et antiseptiques. On l'emploie efficacement contre les parodontites, les gingivites, etc.

■ Mélangez :

- 4 c. à café de sel de table
- 4 c. à café de bicarbonate (extrafin, spécial soin des dents)
- 1 c. à café d'eau oxygénée à 10 volumes
- 3 c. à café d'eau
- 3 c. à café de chlorhexidine à 2 %
- 1 tube de dentifrice de votre choix (non mentholé)

Ces ingrédients sont disponibles en pharmacie.

■ Laissez reposer 48 heures. Transvasez dans un pot (ou deux petits) et utilisez par « cures » de 15 jours, tous les 3 mois. C'est un vrai soin que l'on ne s'applique pas « pour s'amuser ». Attention : la pâte de Keyes n'est pas miraculeuse, elle ne fait pas « repousser les gencives » et peut être contre-indiquée en cas de déchaussement dentaire ou de maladie du parodonte. Demandez l'avis de votre dentiste et vérifiez avec lui que son emploi améliore bien votre état.

■ À savoir : le soin est très salé en bouche. Par ailleurs, l'eau oxygénée est puissante, il ne faut jamais l'utiliser pure, mais toujours diluée avec de l'eau.

Gueule de bois

Les lendemains qui déchantent, on connaît tous cela. Hier soir, c'était la fête, on a beaucoup mangé, beaucoup bu. Ce matin, c'est une autre histoire : maux de tête, nausées, brûlures d'estomac, renvois, grosse fatigue...

- 1 cuillère à café de bicarbonate dans un verre d'eau devrait déjà vous remettre sur les rails. Buvez lentement.
- Renouvelez si nécessaire une ou deux fois dans la journée.

Le conseil en +

Alternez avec des citrons chauds : pressez dans une tasse le jus d'un demi-citron, ajoutez de l'eau chaude jusqu'en haut. Sucrez au miel et buvez par petites gorgées.

Haleine fraîche

Le bicarbonate est un remarquable absorbeur d'odeurs, tant dans la maison que... dans le corps humain. Votre haleine n'est pas irréprochable, à cause du café, du tabac, de l'ail ou de tout autre aliment malodorant ?

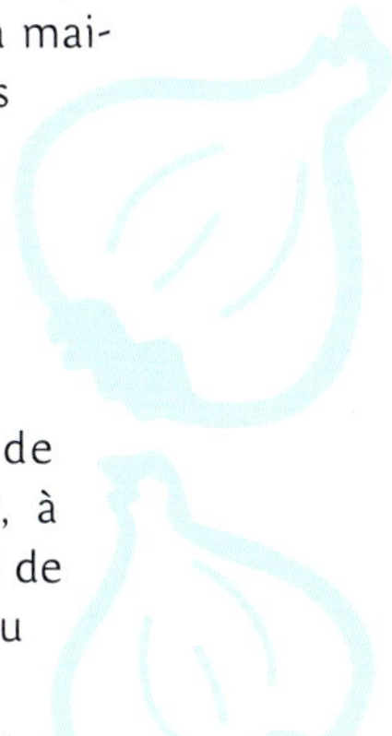

- Faites un petit bain de bouche au bicarbonate, à raison de 1 cuillère à café de poudre pour 1 verre d'eau fraîche.
- Promenez bien le liquide partout en bouche pendant au minimum 15 secondes, gargarisez-vous, puis recrachez.
- Rincez rapidement avec de l'eau tiède.
- Renouvelez après chaque repas si nécessaire, sans dépasser 3 fois par jour.

Le conseil en +

Pour encore plus d'efficacité, ajoutez 1 goutte d'huile essentielle de menthe poivrée directement dans le verre avant de mettre en bouche.

Herpès

Dès que vous sentez que « ça picote », que la vésicule va se former, barrez-lui la route.

- Mélangez 3 cuillères à café de bicarbonate avec 1 cuillère à café d'eau.
- Préparez rapidement une pâte et appliquez-la sur la zone concernée. Une fois sèche, la pâte tombe seule, sinon aidez-la un peu.
- Renouvelez 2 ou 3 fois par jour. Si l'herpès est déjà sorti, la pâte de bicarbonate accélérera sa cicatrisation.

Le conseil en +

Pour encore plus d'efficacité, ajoutez 1 goutte d'huile essentielle de niaouli sur la pâte au bicarbonate avant de l'appliquer.

Mal de gorge

Si votre gorge est irritée, apaisez le feu.

- Versez 1 cuillère à café de bicarbonate dans un demi-verre d'eau tiède (modifiez éventuellement les dosages en fonction de ce que votre gorge peut supporter).
- Mélangez bien.
- Gargarisez-vous quelques minutes, en prenant bien soin de recracher la préparation. Ne rincez pas.
- Renouvelez si nécessaire, au maximum 4 fois dans la journée.

Le conseil en +

Alternez avec des gargarismes d'infusion forte de thym, éventuellement sucrée au miel (ce dernier est adoucissant).

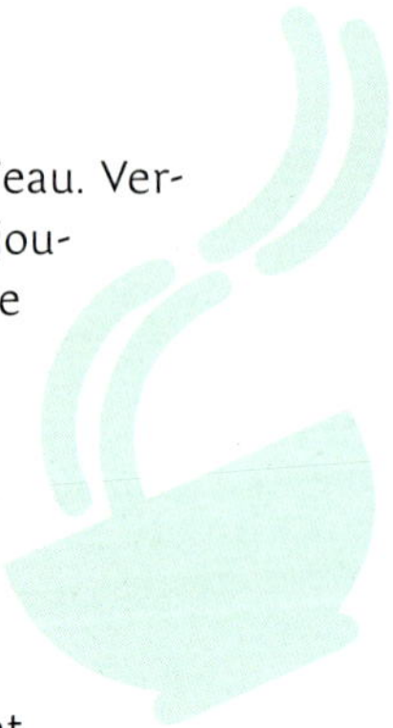

Mal de tête

- Faites chauffer 1/4 de litre d'eau. Versez dans un grand bol, puis ajoutez 1 cuillère à café et demie de bicarbonate.
- Confortablement assis, placez-vous au-dessus des vapeurs et « enfermez-vous » avec votre bol, une grande serviette de bain sur la tête.
- Inspirez et expirez calmement, profondément.

Le conseil en +

Si vous n'êtes pas asthmatique, ajoutez dans l'eau du bol une petite poignée de feuilles de menthe fraîche ou 2 gouttes d'huile essentielle de menthe poivrée.

Mal des transports

- Versez 1 cuillère à café de bicarbonate dans un verre d'eau très froide (mais pas glacée). Mélangez bien.
- Buvez dès les premiers signes, voire avant : le bicarbonate tamponne l'acidité de l'estomac, responsable des haut-le-cœur.
- Renouvelez si nécessaire, et partez avec une gourde pleine d'eau bicarbonatée.

Le conseil en +

Alternez avec une infusion de gingembre, racine fraîche de préférence. Pour une tasse : 1 centimètre épluché et taillé, infusé 10 minutes avec du miel.

Mycose aux pieds

Quelle plaie ces champignons microscopiques ! Ils semblent s'incruster dans la peau, surtout entre les orteils, et ne jamais vouloir partir. Chaque matin, saupoudrez l'intérieur de vos chaussures et chaussettes avec du bicarbonate avant de les enfiler. Et de retour chez vous, le soir, faites ce soin complet en deux temps :

■ **un bain de pieds chaud** pour délasser vos pieds et apaiser les brûlures dues au champignon.

- Versez 5 cuillères à soupe de bicarbonate dans une bassine ou un bidet, et faites trempette 20 minutes.
- Séchez soigneusement entre chaque orteil, avec à chaque fois une serviette « nouvelle » pour ne pas vous recontaminer.

■ **un cataplasme**

- Mélangez 2 cuillères à café de bicarbonate avec 1 cuillère à café d'eau.
- Triturez un peu pour obtenir une pâte que vous appliquerez sur les zones concernées.
- Laissez ce cataplasme 15 minutes en place, puis rincez à l'eau fraîche. Séchez à nouveau avec soin.

Le conseil en +

Pour encore plus d'efficacité, ajoutez 2 gouttes d'huile essentielle d'arbre à thé, extrêmement anti-mycose, à l'eau du bain + à la pâte.

Mycose intime (irritations, mycose vaginale, candidose)

Irritations des muqueuses intimes, brûlures anales, sensations de « brûlures » locales gênantes... Ces petits maux bien embêtants sont apaisés instantanément par un bain local, frais, au bicarbonate.

■ **En prévention,** comptez 1 cuillère à soupe de bicarbonate pour 1 litre d'eau.

■ **En soins,** doublez les doses de bicarbonate, soit 2 cuillères à soupe pour 1 litre. Par exemple, si vous versez dans la bassine ou le bidet 10 litres d'eau, ajoutez 10 à 20 cuillères à soupe de poudre ; s'il s'agit d'une petite bassine de 5 litres, 5 à 10 cuillères suffiront. Faites tremper les parties concernées dans l'eau bicarbonatée fraîche. Vous vous sentirez mieux immédiatement. Le bicarbonate ne soigne pas les mycoses, il apaise les symptômes, c'est déjà très bien ! Renouvelez ce bain de siège 2 ou 3 fois par jour si nécessaire.

Nausées

Les médecins conseillent souvent de sucer un glaçon pour apaiser les nausées. Cette astuce fonctionne encore mieux avec des glaçons au bicarbonate.

- Versez 2 cuillères à café de bicarbonate dans un verre d'eau fraîche (ou, mieux, dans une tisane de gingembre, si possible réalisée avec un petit morceau de racine fraîche de gingembre, sinon, en poudre).
- Répartissez dans un bac à glaçons, puis mettez au congélateur ou au freezer.

• Chaque fois que le besoin se fait sentir, prélevez un glaçon et laissez-le fondre en bouche, lentement.

Le conseil en ✚

Ce truc fonctionne particulièrement bien en cas de nausées dues à un traitement médical et, avec le gingembre, contre les nausées des femmes enceintes.

Piqûres d'insecte

Plutôt que de vouer une haine éternelle aux bestioles qui piquent, prenez tout cela de haut, en restant maître de vos nerfs !

• Versez 1 cuillère à café d'eau sur 1 cuillère à soupe de bicarbonate.

• Pétrissez rapidement pour obtenir une pâte que vous appliquerez en couche épaisse sur la ou les piqûres. N'en profitez pas pour vous gratter discrètement au passage.

• Laissez poser quelques minutes et rincez à l'eau fraîche.

• Renouvelez si nécessaire, mais une application suffit normalement à faire taire les lancinantes démangeaisons.

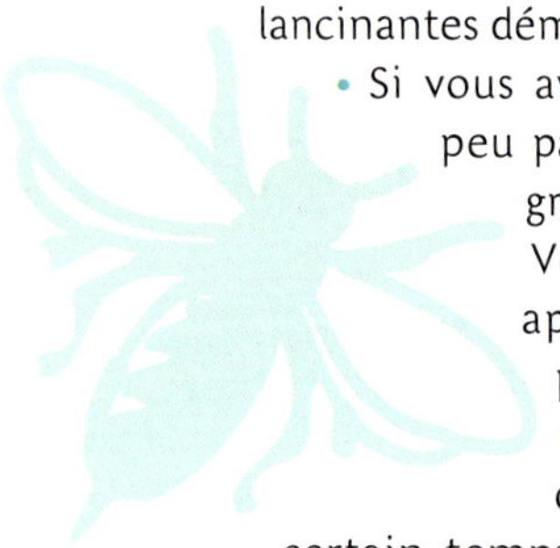

• Si vous avez été piqué un peu partout, passez aux grandes manœuvres. Vous n'allez pas appliquer 36 cataplasmes de bicarbonate, cela risque de prendre un certain temps. Vous serez plus efficace avec un bain bicarbonaté (voir : **Boutons qui démangent**).

Rage de dents

Marche à suivre pour patienter plus sereinement jusqu'à votre rendez-vous chez le dentiste (obligatoire).

• Anesthésiez-vous en faisant un bain de bouche prolongé avec de l'eau tiède très vinaigrée. Plus vous ajouterez de vinaigre dans l'eau, plus ce sera efficace.

• Dès que vous aurez recraché, rincez-vous abondamment la bouche à l'eau très fraîche, et faites immédiatement un second bain de bouche, cette fois-ci à l'eau bicarbonatée (1 cuillère à soupe de bicarbonate pour 1 verre d'eau).

• Rincez à nouveau à l'eau fraîche. Le bicarbonate permet de rétablir l'équilibre buccal, acidifié par le vinaigre.

Refroidissement

Tandis que vous patientiez dehors en attendant le bus, vous avez senti que vous attrapiez froid. De retour chez vous, à peine le manteau retiré, procédez à une inhalation bicarbonatée.

• Faites chauffer ½ litre d'eau dans lequel vous ajoutez 1 cuillère à soupe de bicarbonate. Une fois que l'eau bout, versez-la dans un grand bol.

• Retirez bagues, tour du cou et tout objet métallique susceptible de vous brûler (bouton, fermeture à glissière...).

• Installez votre visage au-dessus des vapeurs et « enfermez-vous » avec votre bol, une grande serviette de bain sur la tête. Respirez profondément. Ne vous brûlez pas, inspirez et expirez calmement, l'inhalation doit être agréable.

• Si vous vous sentez oppressé ou avez du

mal à respirer, faites une pause de quelques secondes. Si vous n'êtes pas asthmatique, ajoutez dans l'eau du bol 1 goutte d'huile essentielle d'eucalyptus radié et 1 goutte d'huile essentielle de pin.

Attention

Il ne faut jamais sortir ou s'exposer à des polluants (fumée, bricolage…) après une inhalation. Avec la chaleur de la vapeur, les muqueuses nasales sont très « ouvertes », donc perméables aux polluants et microbes. Attendez au minimum 1 heure pour sortir, si nécessaire.

Règles douloureuses

Rien de plus antidouleur et relaxant qu'un bain au bicarbonate.

- Faites couler un bain bien chaud, versez-y 180 grammes de bicarbonate + 180 grammes de gros sel.
- Mélangez soigneusement avec la main.
- Plongez-vous dans l'eau pendant 20 bonnes minutes.
- Rincez-vous bien et emmitouflez-vous dans un peignoir pour un effet « cocon ».

À savoir

La chaleur apaise et détend, mais elle facilite aussi les saignements. Rien de préoccupant, mais mieux vaut prévoir…

Remontées acides (reflux gastro-œsophagien)

- Diluez 1 cuillère à café de bicarbonate dans un verre d'eau.
- Mélangez bien. Buvez par petites gorgées, très lentement.
- Prenez votre temps. Petit à petit, les troubles vont s'espacer, puis cesser.

Rhumatismes

Les articulations douloureuses le sont déjà moins lorsqu'on prend soin d'elles en se baignant dans un bain au bicarbonate ou, mieux, en appliquant dessus des compresses imbibées d'eau très bicarbonatée.

Rougeole

Voir : **Boutons qui démangent**.

Tendinite (tennis-elbow, golf-elbow…)

Les tendinites, surtout d'origine sportive, sont dues à un excès d'acidité dans les articulations. C'est pourquoi, les médecins ou les kinés du sport préconisent souvent de boire de l'eau riche en bicarbonate après une séance « musclée », afin d'aider l'organisme à éliminer plus rapidement les acides, responsables de multiples douleurs. Plutôt que de vous réhydrater avec de

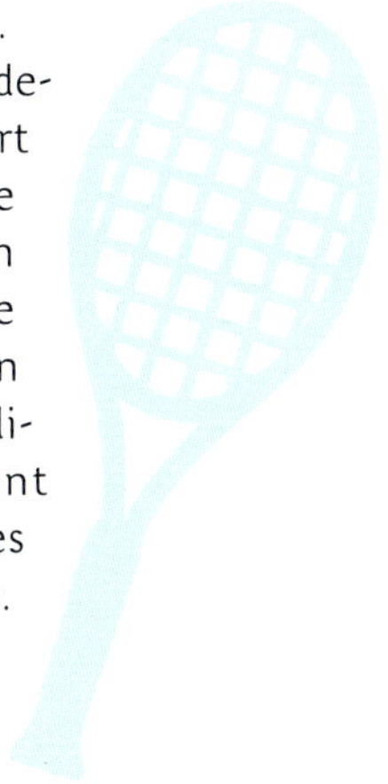

l'eau toute simple, ajoutez une pincée de bicarbonate dans l'équivalent d'un grand verre d'eau à température ambiante. Buvez autant de verres que nécessaire, en mettant à chaque fois votre petite pincée de poudre.

Toux

Le lichen d'Islande est un remarquable antitoux (en vente en pharmacie), mais il est très amer. Pour lui ôter son amertume, soit on se lance dans un ballet compliqué de macérations diverses à l'eau froide puis chaude, soit, tout simplement, on le laisse tremper 24 heures dans de l'eau bicarbonatée (1 cuillère à soupe de bicarbonate pour 1 litre d'eau froide). Facile !
Voir : **Refroidissement**.

Urines acides

Le pH des urines, c'est-à-dire leur taux d'acidité, se situe normalement entre 7 et 7,5. Toutefois, si l'organisme doit éliminer davantage d'éléments acides, le pH urinaire se modifie et devient lui-même plus acide. Pour mesurer ce pH, il suffit d'utiliser des bandelettes de « papier tournesol », disponible en pharmacie. On prend plusieurs mesures dans la journée (une seule ne suffit pas), pendant plusieurs jours, et on observe la couleur du papier ; il faut alors se reporter au barème fourni pour déterminer l'acidité exacte de son urine. Il est assez amusant de relier les variations de pH à un repas (certains aliments sont plus acidifiants que d'autres) ou à un événement générateur d'acide (pratique de sport, gros stress). Les urines peuvent aussi être trop acides en raison d'un traitement médical. Il est important de rééquilibrer le pH des urines, pour éviter des désagréments (brûlures, mycoses...).

- Si besoin, consommez chaque jour un verre d'eau bicarbonatée (1 cuillère à café de bicarbonate par verre) et buvez par ailleurs beaucoup d'eau.
- Dans les cas d'acidité médicamenteuse, le médecin augmentera certainement les posologies de bicarbonate.

Urticaire

Voir : **Boutons qui démangent**.

Varicelle

Voir : **Rougeole**.

Verrues

- Versez quelques gouttes de jus de citron sur une petite cuillère de bicarbonate. Vous devez obtenir une pâte très épaisse, qui « pétille », pas du tout liquide. Si elle est destinée à un enfant, montrez-lui que ça mousse, c'est amusant !
- Appliquez directement sur la verrue et maintenez en place 24 heures à l'aide d'un pansement.
- Renouvelez autant de fois que nécessaire jusqu'à ce que la verrue « tombe ».

Yeux irrités, secs

En grande quantité, le bicarbonate peut brûler un

peu, mais, très dilué, il apaise. C'est le principe du sérum physiologique, ou de nombreux collyres de confort, très légèrement salés destinés à apaiser les yeux (sans pour autant soigner).

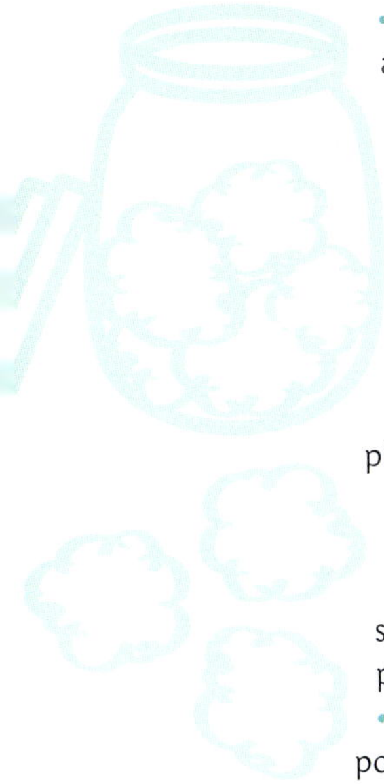

- Nettoyez et démaquillez avec soin votre visage. Le tour de vos yeux doit être propre et vierge de toute crème.
- Versez 2 pincées de bicarbonate dans un demi-verre d'eau ou, mieux, dans de l'eau de bleuet (en vente en pharmacie).
- Imbibez 2 disques de coton de cette préparation et appliquez-les sans les essorer sur vos paupières.
- Appuyez doucement pour exprimer le liquide et pour qu'il pénètre dans les yeux.
- Allongez-vous quelques minutes afin de profiter de ce soin vraiment très agréable, cotons sur les yeux clos.

L'équilibre acide/base

Comme tout être vivant, notre corps possède un équilibre acide/base très précis : notre sang, notre urine, nos organes sont plus ou moins « acides », pour se protéger des microbes notamment. Il ne fonctionne et ne se défend correctement que lorsque cet équilibre est respecté. Or, nos habitudes de vie actuelles et notre alimentation, trop riche en protéines, ont tendance à perturber cette fine « balance », pourtant vitale. Résultat, c'est comme si vous faisiez pousser des plantes dans une terre qui ne leur était pas adaptée : elles ne s'épanouiraient guère, resteraient chétives, voire pire. Pour nous, même problème : notre alimentation, trop riche, trop protéinée et trop sucrée, acidifie notre milieu interne. Résultat, une hyperacidité propice au développement des microbes, à une certaine déminéralisation (pour compenser, l'organisme va puiser des « bases » dans notre cartilage, nos articulations, nos dents, notre squelette pour y trouver de quoi « tamponner » le sang). À force, une hyperacidité constante peut favoriser les maladies cardiaques (dont l'hypertension), l'ostéoporose ou la perte de masse musculaire liée à l'âge.

Pour rétablir l'équilibre, les nutritionnistes conseillent de consommer davantage d'aliments « basiques » (à l'opposé « d'acides »), c'est-à-dire des grandes quantités de fruits et de légumes. Le bicarbonate, basique lui aussi, peut vous aider à retrouver un équilibre chimique interne.

Bicarbonate : pour la beauté et le bien-être

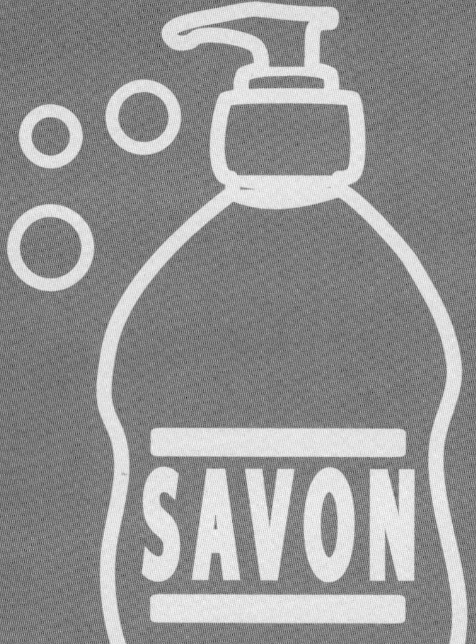

Des cosmétiques sans risque, efficaces, bon marché, sans conservateurs mais qui ne se périment quasiment pas, faciles à emporter en week-end ou en vacances, qui rendent aussi bien la peau douce que la dent étincelante, qui pétillent dans le bain, vous n'en trouverez aucun en dehors de notre petit bicarbonate...

Acné

- Sur une petite cuillère de bicarbonate, versez quelques gouttes de jus de citron jusqu'à obtenir une pâte épaisse.
- Une fois la phase « mousse » passée, appliquez un peu de pâte sur chaque bouton, en couche épaisse. Maintenez en place à l'aide d'un pansement si nécessaire.
- Gardez une dizaine de minutes. Le bicarbonate est anti-inflammatoire, le jus de citron, purifiant. Un duo de choc. Adieu boutons !

Voir : **Soin désincrustant du visage**.

Bain tout doux

Si l'eau de votre ville est très calcaire, les bains « décapent » et vous êtes quitte pour une peau qui tiraille, démange, en un mot : inconfortable. Plutôt que de faire la grève de la baignoire ou de vous tartiner de coûteuses crèmes hydratantes, versez simplement dans l'eau de votre bain un petit verre de bicarbonate. Attendez qu'il fonde, plongez-vous dans la baignoire. Cela change tout !

TROIS RECETTES DE BAINS QUI FONT DU BIEN

Le bicarbonate possède trois grandes caractéristiques. Un : inodore et incolore, il sert de base à nombre de recettes amusantes. Deux : lorsqu'on le met en contact avec un élément acide (jus d'orange, de pamplemousse, de citron, vinaigre), il dégage des bulles de dioxyde de carbone (sans aucun risque), de quoi préparer des bains effervescents impressionnants ! Trois : on peut le mélanger à des huiles essentielles, puisqu'il les absorbe, pour des bains aux résultats thérapeutiques bien réels. Laissez libre cours à votre imagination !

BAIN AUX FLEURS DE LAVANDE

Le bicarbonate n'a pas d'odeur. Il est justement apprécié pour cela par certains, tandis que d'autres le trouvent un peu trop « nature » pour un bain relaxant. Pour parfumer votre bicarbonate sans le dénaturer, en restant dans le 100 % naturel, il suffit de le mixer plus ou moins longuement avec des fleurs séchées. Celles de lavande sont parfaites, mais d'autres fleurs odorantes conviennent aussi. Dosages à votre convenance en fonction de la force du parfum recherchée : pour un bain, comptez environ 1 poignée de bicarbonate et 1 cuillère à soupe de fleurs ; ajustez selon votre goût.

■ Avant de mixer, veillez à retirer le maximum de tiges et d'éléments « durs » : on ne jette pas négligemment dans le bol du mixeur quelques brindilles ramassées ici et là, il faut les « préparer » !

■ Versez votre mixture dans un grand sachet de « tisane pour bain » et jetez-le dans l'eau chaude. Le bicarbonate va fondre et les fleurs vont rester emprisonnées pour ne pas venir vous embêter.

BAIN À BULLES SUPER ZEN

Un bain, cela fait du bien, et, quand en plus il laisse la peau douce, parfumée, et que l'on peut s'amuser à jouer avec plein de petites bulles fugitives qui semblent sortir de nulle part, c'est une vraie fête !

■ Faites couler l'eau de votre bain. Mélangez intimement 2 cuillères à soupe de bicarbonate et 1 cuillère à soupe d'acide citrique, 1 cuillère à soupe de fécule de maïs, 4 cuillères à soupe d'huile d'amande douce et 6 gouttes d'huile essentielle de lavande (ou d'une autre huile essentielle de votre choix). Jetez dans l'eau du bain, et vous avec. Profitez !

BAIN CLÉOPÂTRE ABRACADABRA

Cléopâtre, reine d'Égypte, était célèbre pour ses fameux bains au lait d'ânesse. Voici une version revisitée, encore plus efficace.

■ Versez 2 gouttes d'huile essentielle de jasmin, 2 gouttes d'huile essentielle d'ylang-ylang, 2 gouttes d'huile essentielle d'eucalyptus radié (ou de lavande) dans un demi-bol de lait. Ajoutez 1 brique de lait de coco et 1 cuillère à soupe de miel liquide. Jetez le tout dans l'eau du bain déjà coulé, ajoutez 5 cuillères à soupe de bicarbonate. Bonheur, bonheur.

Boutons

Voir : **Acné**.

Callosités aux pieds

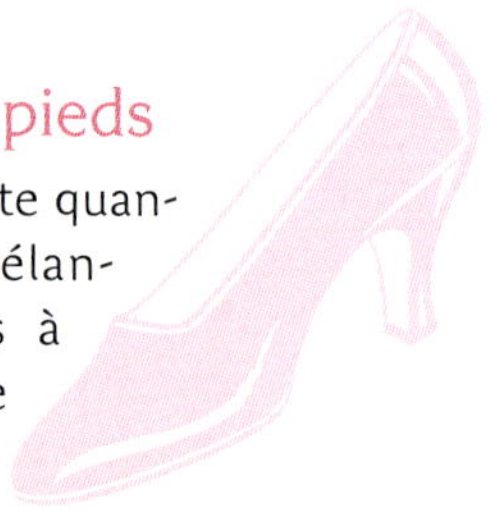

• Préparez une petite quantité de pâte en mélangeant 3 cuillères à café de bicarbonate à 1 cuillère à café d'eau chaude.

• Appliquez sur les zones concernées, laissez poser quelques minutes, puis frottez pendant plusieurs minutes avec ce « cataplasme-gommage » maison express. Vos callosités ne se sont pas installées en un jour, elles ne s'envoleront pas comme par magie en une séance.

• Persévérez : chaque jour un peu, et ces petits amas de chair coriace en surplus vont s'estomper petit à petit. À condition de ne pas les entretenir avec la même paire de chaussures, qui « frotte » aux endroits stratégiques. Même principe pour les callosités aux mains ou les cors.

Cheveux plus souples, plus brillants

• Une fois ou deux (maximum) par semaine, ajoutez à votre dose de shampoing neutre 1 petite cuillère à café de bicarbonate.

• Lavez-vous et rincez-vous les cheveux normalement. Le bicarbonate assouplit la chevelure et l'aide à se débarrasser des impuretés. Si vous avez des pellicules ou des démangeaisons du cuir chevelu, profitez-en pour vous masser un petit peu avec ce mélange avant de rincer le tout abondamment.

À savoir

Ne vous massez jamais le cuir chevelu avec du shampoing « normal » (non neutre), car, en augmentant les échanges via la friction et la chaleur, vous feriez pénétrer des molécules indésirables du shampoing dans le cuir chevelu et risqueriez d'éventuelles irritations ou allergies.

Le shampoing neutre

Le shampoing neutre (sans parfum), ou base lavante neutre, s'achète surtout en boutique bio ou en circuit spécialisé, bien qu'on commence à en trouver dans certaines grandes surfaces. C'est bien pratique pour faire des soins capillaires, ou simplement parfumer son shampoing avec des huiles essentielles adaptées à son cas, par exemple du thym à thujanol en cas de cheveux ternes, de l'ylang-ylang en cas de cheveux secs, de l'arbre à thé et du cèdre de l'Atlas en cas de pellicules. Les jours de « soin », n'hésitez pas à mélanger shampoing neutre + huile essentielle + bicarbonate.

Cors

Voir : **Callosités**.

Dentifrice

Vous n'avez plus de dentifrice, ou vous souhaitez le remplacer de temps à autre par un produit 100 % naturel mais efficace ? Le bicarbonate « extrafin » (en pharmacie) constitue une parfaite poudre dentifrice, qui combat la plaque dentaire et les bactéries responsables des caries, des gingivites, des mauvaises odeurs et de la plupart des problèmes buccodentaires courants. En outre, il procure un « gommage dentaire », mini-détartrage maison, grâce à sa structure en poudre. Comme il est néanmoins très doux, si vous l'achetez particulièrement fin, il n'agresse pas la surface de l'émail. Ne l'utilisez cependant pas plus de 2 ou 3 fois par semaine.

• Mouillez les poils de votre brosse à dents, essorez en secouant vite.

• Versez un peu de poudre de bicarbonate dessus, comme si c'était du dentifrice, et brossez-vous les dents normalement.

• N'oubliez pas de brosser aussi la langue, où siègent 30 % des bactéries (dans les sillons), le palais, etc.

• Rincez bien comme après un brossage classique.

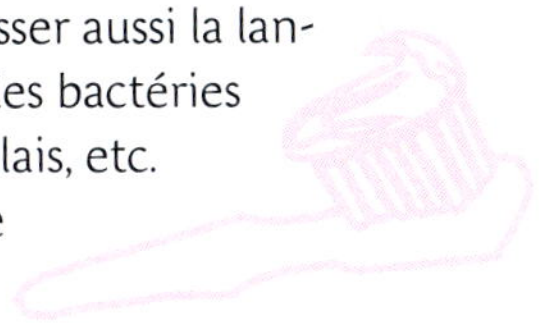

Le conseil en +

Il n'y a pas de fluor, un « anticarie longue durée », dans le bicarbonate. Pour une hygiène dentaire parfaite et complète, alternez le brossage avec dentifrice « normal » et avec bicarbonate.

Dentifrice parfum citron

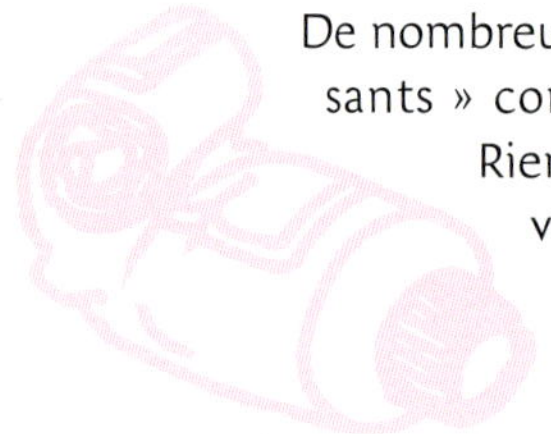

De nombreux dentifrices dits « blanchissants » contiennent du bicarbonate. Rien de neuf sous le soleil : une vieille recette de dentifrice « maison » en renfermait déjà ! Jugez plutôt.

- Réunissez dans le mixeur 1 verre à moutarde de bicarbonate, 8 cuillères à café de poudre de zeste de citron et 8 cuillères à café de sel fin.
- Une fois le tout harmonieusement mélangé, versez dans un petit bocal et prélevez un peu de cette poudre magique pour laver les dents et désinfecter la bouche tout à la fois. Merveille : au fil des brossages, les taches s'estompent. Le goût du bicarbonate pur peut sembler surprenant à ceux qui « débutent » : ils le trouvent terriblement salé. Avec le citron, cela passe mieux. Attention : si vous avez les gencives sensibles, il faudra certainement espacer l'usage de ce dentifrice au citron.

À savoir

Contrairement au jus de citron, le zeste de citron n'est pas acide et n'agresse donc pas l'émail dentaire. Ou comment parfumer sans risque !

Dentifrice « sourire Hollywood »

Le bicarbonate nature en guise de dentifrice, cela dépanne, mais, au quotidien, il manque ce petit plus qui laisse la bouche fraîche et assure des dents vraiment propres sur le long terme. Amusez-vous à préparer une pâte dentifrice efficace, maison et 100 % saine.

- Mixez 5 grammes de bicarbonate extrafin (en pharmacie, spécial « dents »), 5 grammes d'argile blanche extrafine, 1 gramme de sel de table. Vous obtiendrez une poudre, qui deviendra « pâte » au contact de la salive dans votre bouche (démarrez le processus en humidifiant les poils de la brosse à dents avant d'y verser une pincée de votre poudre dentifrice).
- Utilisez avec modération, c'est-à-dire pas plus de 3 fois par semaine, car l'argile et le bicarbonate ont beau n'être que légèrement abrasifs, ils ne sont pas recommandés en usage quotidien.

Dents plus propres et plus blanches

Versez un peu de bicarbonate sur les poils humides de votre brosse à dents, à la place du dentifrice. Brossez-vous normalement les dents. Cette astuce permet d'éliminer les

Un sourire ultra bright

Exemple de composition d'un dentifrice blanchissant « au bicarbonate micropulvérisé » du commerce (les ingrédients sont listés par ordre d'importance dans le produit) : aqua, glycerin, silicea, sodium bicarbonate, sodium lauryl sulfate, chondrus crispus, aroma, CI 77891, triethanolamine, chlorhexidine digluconate, hydroxyethylcellulose, mentha piperita, sodium saccharin.

bactéries et d'éviter en douceur les taches sur l'émail, sans l'agresser. Petit obstacle : le goût salé du bicarbonate peut surprendre, surtout lorsqu'on est habitué aux dentifrices du commerce, mentholés, depuis notre plus tendre enfance. Effectivement, le bicarbonate ne laisse pas cette impression de fraîcheur. Plutôt que de se décourager et d'abandonner, ce qui serait vraiment dommage, mieux vaut l'aromatiser un peu. Si vraiment vous avez l'impression d'être tombé la tête la première dans les marais salants et que vous allez « au brossage de dents bicarbonaté » à reculons, les dentistes préconisent de le mélanger au dentifrice normal, mais pas plus d'une fois tous les deux jours. Cette utilisation raisonnable assure un très bon résultat sans aucun risque, ni pour les dents, ni pour les gencives. Remarque : certains dentistes pensent que le duo dentifrice + bicarbonate (meilleure efficacité) est un peu trop agressif pour l'émail, et que le bicarbonate seul suffit. En réalité, le bicarbonate extrafin n'est pas abrasif et ne présente aucun risque, choisissez la formule qui vous convient le mieux.

SIX ASTUCES POUR DES DENTS PLUS BLANCHES

En dehors du bicarbonate, il existe divers trucs et astuces pour garder, ou retrouver, des dents blanches.

1 - ARRÊTER DE FUMER

Le tabac tache les dents. Tant que vous fumerez, inutile d'espérer des dents immaculées, quels que soient vos efforts.

- **Avantage : bénéfique à tout point de vue : santé, beauté...**
- **Inconvénient : aucun.**

2 - LIMITER LA CONSOMMATION DE CAFÉ, DE THÉ

Café et thé peuvent marquer temporairement les dents. Si l'on « arrête » ou que l'on se brosse les dents juste après consommation, cet inconvénient disparaît. Contrairement aux idées reçues, ce ne sont pas les tanins qui colorent les dents, mais la théine et la caféine. Un thé vert est donc équivalent à un thé noir ou à du café.

- Avantage : aucun.
- Inconvénient : un peu dommage, surtout compte tenu des bienfaits sur la santé du thé.

3 - L'HUILE ESSENTIELLE D'ARBRE À THÉ

L'arbre à thé (Melaleuca alternifolia) *blanchit les dents des aborigènes depuis la nuit des temps.*

- Avantage : l'arbre à thé est ultra antiseptique.
- Inconvénient : pas facile de doser l'huile essentielle sur une brosse à dents. Essayez de préférence 1 goutte dans une dose de notre dentifrice « sourire Hollywood ».

4 - L'ARGILE

Assainissante, purifiante, désodorisante, l'argile est un « must » des produits cosmétiques naturels maison.

■ Avantage : elle forme une pâte proche de celle des dentifrices classiques.

■ Inconvénient : elle aussi est abrasive, à force.

5 - LE JUS DE CITRON

Le jus de citron blanchit les dents et, en stimulant la circulation sanguine des gencives, les rend plus rouges, donc accentue le contraste et donne l'impression que les dents sont encore plus blanches.

■ Avantage : radical, et plutôt bon pour les gencives (vitamine C, flavonoïdes).

■ Inconvénient : ultra acide, le jus de citron agresse l'émail dentaire, tout comme le jus d'orange (ou autres agrumes). À éviter en utilisation régulière. Les dentistes recommandent même de se rincer la bouche à l'eau le plus vite possible après avoir bu du jus d'orange, de pamplemousse ou de citron. Surtout si la boisson était chaude (citron chaud).

6 - LE BÂTON DE RÉGLISSE

On l'achète en pharmacie (rien à voir avec les bonbons) et on le mâchouille. Par action mécanique, il nettoie, détartre, blanchit.

■ Avantage : c'est bon, sympa, ça occupe la bouche si l'on arrête de fumer.

■ Inconvénient : la réglisse ne convient pas aux personnes hypertendues. Et mâcher un bâton toute la journée n'est pas toujours compatible avec une vie sociale !

Conclusion : le bicarbonate reste le plus indiqué des blanchisseurs dentaires naturels. Et inutile de s'acharner : si la teinte de vos dents est naturellement jaune (c'est génétique), aucun traitement quel qu'il soit n'y changera rien. La couleur des dents, c'est comme la couleur de la peau.

Déodorant

Le bicarbonate possède l'extraordinaire capacité d'absorber les odeurs, d'où son succès pour se débarrasser des effluves douteuses corporelles de type vestiaire après un match de foot ou fromage très avancé. Toutes ces fragrances sont d'ailleurs naturellement produites par des bactéries sur notre peau, et, comme le bicarbonate est aussi antiseptique, il agit sur tous les tableaux. Un geste du matin simple, sain, efficace et garanti sans parabène ni aluminium :

- Appliquez une pincée de bicarbonate sous chaque aisselle après la toilette.
- S'il fait très chaud, en été par exemple, renouvelez éventuellement l'application dans la journée, en la faisant précéder d'une petite toilette locale express (ceci est d'ailleurs valable pour tout déodorant quel qu'il soit : une fois que les mauvaises odeurs sont là, rien ne peut les masquer).

À savoir

Pour encore plus d'efficacité, appliquez directement sur l'aisselle, en étalant bien sous le bras, 1 goutte d'huile essentielle de palmarosa. Le résultat est extraordinaire, sans danger, et cela permet de maintenir en place le bicarbonate.

Déodorant intime

Une petite pincée de bicarbonate en guise de fond de slip remplacera à merveille les déodorants intimes « chimiques » (à proscrire). Il est aussi efficace mais moins cher et nettement plus sain ! Rappelez-vous cependant que les médecins recommandent d'éviter tout déodorant local quel qu'il soit, la zone intime étant parfaitement « autonettoyante » et sans odeur désagréable. Le contraire trahit éventuellement une petite infection qu'il faut bien sûr soigner avec l'aide de votre médecin. Le bicarbonate est juste une aide (appréciable) pour les jours où vous ne vous sentez pas... à l'aise.

Détartrage « musclé » des dents

Voici le protocole pour un « détartrage maison » musclé et bon marché.

■ **Faites chauffer 20 à 25 cl de vinaigre blanc.** Une fois à température acceptable (tiède à chaud), mettez-le en bouche et faites un bain buccal prolongé. Vous pouvez fractionner en 2 ou 3 fois, il ne s'agit pas d'en avoir plein la bouche mais de bien répartir le liquide à droite, à gauche, en haut, en bas. Il détartre les dents, les petits interstices interdentaires, nettoie partout en profondeur. Promenez votre vinaigre chaud en bouche 1 à 2 minutes si possible : plus c'est long, plus c'est efficace. Recrachez.

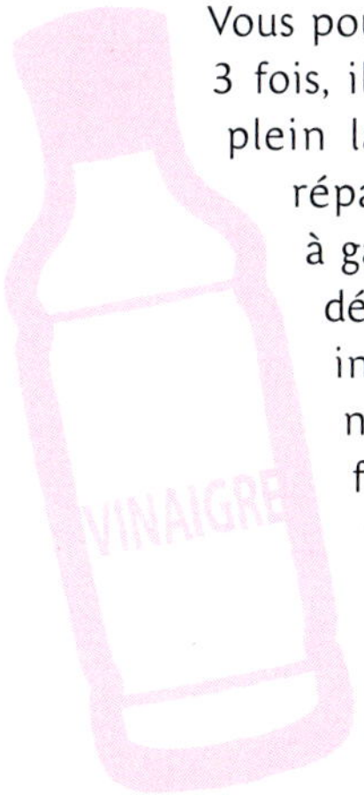

■ **Le vinaigre étant très acide,** il déséquilibre le milieu buccal, le rendant plus fragile aux agressions. Il faut donc, tout de suite après, rétablir l'équilibre. Versez 1 cuillère à soupe de bicarbonate dans un verre d'eau, et recommencez vos bains de bouche avec cette nouvelle préparation : en une, deux ou trois fois, rincez bien la bouche « dans tous les coins ». Terminez votre détartrage par un rinçage prolongé à l'eau tiède. Vous serez étonné de constater à quel point votre bouche est propre, vos dents lisses et débarrassées de toute plaque dentaire. Ce soin ne doit pas être renouvelé plus de 2 ou 3 fois dans l'année.

Durillons

Voir : **Callosités aux pieds**.

Feu du rasoir

Si les irritations sont votre lot habituel, que vous vous rasiez la barbe ou les jambes, c'est que votre peau fragile est agressée. Ne laissez pas pour autant les poils faire leur loi : aidez plutôt votre peau à supporter ce « mauvais traitement » simplement et naturellement.

- Laissez fondre 1 cuillère à soupe de bicarbonate dans un grand verre d'eau chaude.
- Mélangez bien. Juste avant d'appliquer votre crème à raser, aspergez-vous la peau d'eau bicarbonatée. Rasez-vous normalement.
- Rincez-vous encore une fois avec l'eau bicarbonatée, un soin après-rasage méconnu, simple et redoutablement efficace. Remarque : un seul verre suffit pour les deux opérations « avant » et « après ».

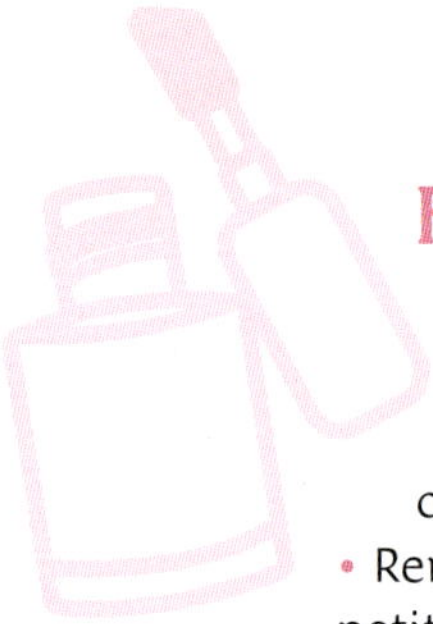

French manucure

Des mains douces et des ongles parfaitement blancs, pour zéro euro ou presque, ce n'est plus incompatible !

- Remplissez un grand bol (ou un petit saladier) d'eau tiède jusqu'à la moitié.
- Ajoutez le jus de ½ demi-citron et 3 cuillères à soupe de bicarbonate. Attention, ne remplissez pas jusqu'en haut : la mousse va « monter » et risque de déborder !
- Plongez vos mains dans cette préparation agréablement pétillante et laissez-les immergées pendant plusieurs minutes.
- Rincez à l'eau tiède. Puis :

■ **Si vous avez des « petites peaux »** envahissantes autour des ongles, surtout ne tirez pas dessus, vous courez au désastre. Mieux vaut les amadouer en les ramollissant, elles vont partir toutes seules. Il suffit de verser dessus une petite pincée de bicarbonate (vos mains sont encore humides de leur « bain », sinon ajoutez un soupçon d'eau). Frottez doucement pour faire un « gommage » des peaux mortes et observez-les capituler. C'est agréable, non ? Prenez votre temps, ne frictionnez pas brutalement. Rincez à nouveau à l'eau tiède.

■ **Si vous avez les mains sèches,** appliquez de la crème pour les mains ou faites un second bain, à l'huile d'olive pure cette fois.

Gommage

■ Pieds

- Frottez simplement sur et sous vos pieds avec une petite quantité de bicarbonate humidifié.
- Sur la plante, la peau est dure et peu délicate, allez-y franchement.
- Sur le dessus du pied, attention fragile : mettez plus d'eau et « gommez » tout en douceur.

■ Corps

- Versez 2 cuillères à soupe de bicarbonate sur une petite soucoupe, que vous poserez sur le rebord de la baignoire ou dans un coin (sec) de la douche.
- Une fois sous la douche, lavez-vous normalement au gel douche ou savon habituel.
- Ne rincez pas. Prenez suffisamment de pincées de bicarbonate dans la soucoupe et appliquez-les en dessinant des grands cercles, la main bien à plat sur la peau. Partez des chevilles pour remonter vers le cou.
- Si vous êtes une femme, évitez la zone ultra sensible de la poitrine, et soyez très douce avec le décolleté et le cou. Rincez abondamment.

■ Visage

- Humidifiez votre visage parfaitement nettoyé en l'aspergeant d'eau.
- Prenez un peu de bicarbonate dans votre main et frottez très doucement la peau du front, puis du nez, du menton et enfin des joues, en dessinant à chaque fois des petits cercles.
- Reprenez un peu de poudre au fur et à mesure de l'avancement de votre gommage. Surtout allez-y tout

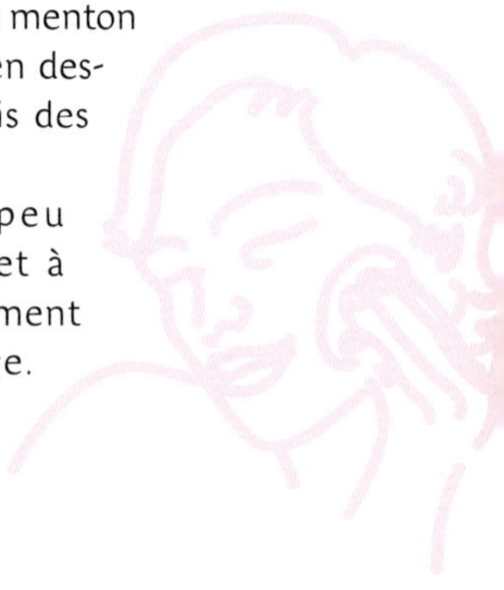

doucement, il ne s'agit pas de récurer mais d'éliminer les petites peaux mortes et les « saletés » légèrement incrustées. Rincez bien à l'eau tiède et terminez par un petit peu d'eau très fraîche, pour refermer les pores d'une part et pour un effet naturellement « tenseur » d'autre part. Un petit geste (l'eau froide) à adopter comme réflexe matin et soir après la toilette du visage, que vous fassiez ou non un gommage.

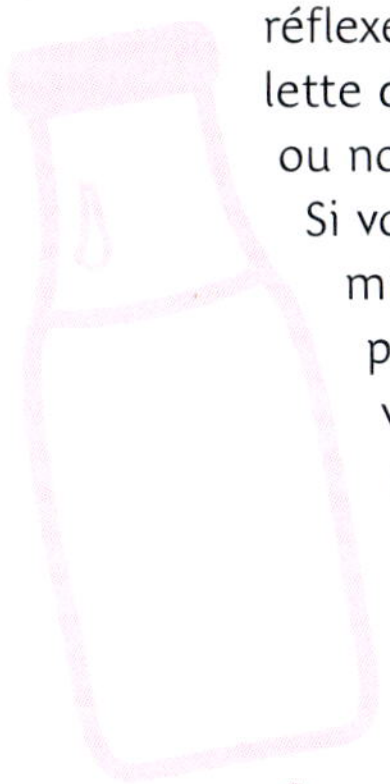

Si votre peau est très sensible, mieux vaut remplacer l'eau par du lait (oui, celui de votre réfrigérateur !) et utiliser du bicarbonate surfin, une poudre très fine recommandée également pour les soins dentaires ou gingivaux.

À savoir

Vous pourriez être tenté d'ajouter du bicarbonate à votre produit de gommage cosmétique habituel. Erreur ! N'abusons pas des bonnes choses, le mieux est l'ennemi du bien. Trop de « grains » finissent par irriter la peau. C'est l'un, ou l'autre.

Nettoyage de dents avec hydropropulseur

Ajoutez 1 cuillère à café de bicarbonate dans l'eau du récipient. En plus, il possède des vertus antiseptiques, et permettra donc d'entretenir l'appareil. D'une pierre deux coups !

Odeurs de pieds

Au retour d'une heure de tennis ou d'une après-midi shopping, vos pieds ne sentent pas la rose ? Cela ne va pas durer.

- Versez 4 cuillères à soupe de bicarbonate + 2 gouttes d'huile essentielle de rose (facultatif) dans 5 litres d'eau, et plongez-y vos pieds pour un lifting odorant bien mérité.
- Barbotez une dizaine de minutes, pieds dans la bassine ou le bidet, puis rincez à l'eau fraîche.
- Séchez soigneusement entre chaque orteil.

Ongles parfaitement propres

Le dessous de vos ongles est d'une propreté douteuse…

- Brossez-les vite avec une brosse à ongles sur laquelle vous aurez saupoudré du bicarbonate.
- Frottez, frottez, ne ménagez pas votre peine. Des ongles bien blancs, ça change tout…

Pieds fatigués

Après une journée de piétinements, vos pieds sont épuisés, et vous aussi. Miracle : un simple bain de pieds au bicarbonate, et vous voilà prêt à repartir en randonnée.

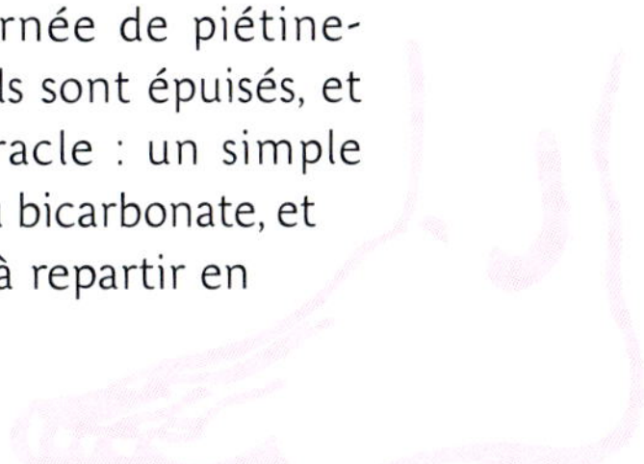

- Faites couler de l'eau tiède (37 °C) dans un bidet ou une bassine.
- Versez-y 5 cuillères à soupe de bicarbonate.
- Plongez-y vos pieds harassés et jouez avec vos orteils. Non seulement cela réactivera la circulation, mais, en plus, vous répandrez

mieux les petits cristaux de bicarbonate dans l'eau. Profitez pleinement.

Le conseil en

Si vous avez le courage (surtout si vous devez ressortir), rincez-vous les pieds à l'eau très fraîche, en partant des chevilles pour remonter vers les mollets.

Points noirs

Voir : **Soin désincrustant du visage**.

Rince-bouche

Après un repas chargé ou un aliment un peu « fort en bouche », comme du fromage type munster ou boule d'Avesnes, un petit rince-bouche s'impose. Pas spécialement pour l'haleine, juste pour se sentir « plus frais ».

- Versez 2 cuillères à café de bicarbonate dans un demi-verre d'eau et faites un bain de bouche rapide avec ce mélange.
- Recrachez. Rincez-vous bien à l'eau très fraîche ensuite.

Savon de fortune

À l'occasion, vous pouvez remplacer le savon par du bicarbonate, non seulement antiseptique mais aussi désodorisant.

- Passez vos mains sous l'eau, prenez un peu de bicarbonate et frottez-vous comme si c'était du savon liquide.
- Rincez normalement. Le bicarbonate respecte admirablement la peau, il la nettoie en la laissant toute douce.
- Vous pouvez aussi préparer une pâte vraiment antiseptique en versant sur le bicarbonate un peu de vinaigre blanc. Ceci vaut pour un décapage en règle, pas pour usage quotidien !

Soin désincrustant du visage

- Lavez-vous le visage normalement.
- Faites frémir 30 cl d'eau. Versez-la dans un bol, ajoutez 1 cuillère à soupe de bicarbonate et le jus d'un citron.
- Enfermez votre visage au-dessus du bol, serviette sur la tête, pour une fumigation nettoyante en profondeur. Restez ainsi jusqu'à ce que l'eau ait suffisamment refroidi pour ne plus exhaler de vapeur (environ 5 minutes).
- Séchez-vous le visage, puis appliquez votre crème hydratante habituelle. La conjugaison de la chaleur, du bicarbonate anti-inflammatoire et des vertus purifiantes du citron donne des résultats surprenants. Ce soin se fait le soir, car les pores de la peau restent longtemps ouverts et risqueraient de se remplir de saletés si vous sortez (maquillage,

polluants...). Par ailleurs, le jus de citron est photosensibilisant : jamais d'exposition solaire après cette fumigation ! Faites-la une ou deux fois par semaine selon vos besoins.

Le conseil en +

Pour encore plus d'efficacité et une peau nourrie et toute douce, appliquez une fine couche de miel liquide (acacia, par exemple) sur votre visage avant de vous pencher sur les vapeurs purifiantes. En fin de soin, rincez le visage à l'aide d'un bol d'eau fraîche citronnée (jus d'un demi-citron).

Transpiration excessive des pieds

■ **Le matin**, avant d'enfiler vos chaussures, saupoudrez l'intérieur avec un peu de bicarbonate.

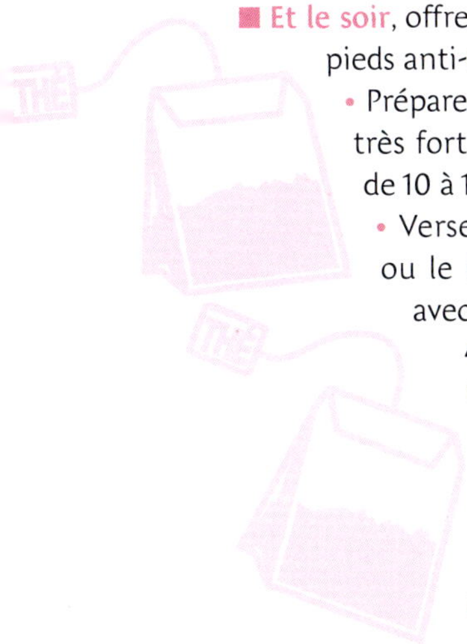

■ **Et le soir**, offrez-vous un bain de pieds anti-transpirant.

- Préparez 1 litre de thé noir très fort et laissez infuser de 10 à 15 minutes.
- Versez dans la bassine ou le bidet. Complétez avec de l'eau (environ 4 litres) et ajoutez 5 cuillères à soupe de bicarbonate.
- Faites trempette pendant un long moment, quitte à rajouter de l'eau chaude lorsqu'il commence à faire frisquet.
- Séchez vos pieds sans les rincer.

Le conseil en +

Choisissez une serviette foncée, toujours la même, sinon vous risquez d'être surpris : le thé noir tache...

Bicarbonate : pour bien cuisiner et manger

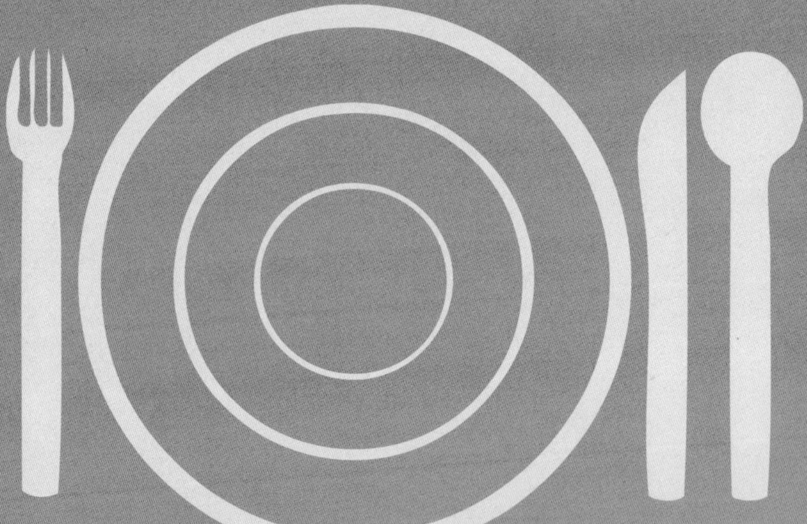

Aucun risque qu'il ne vous vole la vedette aux fourneaux : tel le marmiton discret et indispensable, le bicarbonate s'affaire en coulissses. Avec lui, les légumes fatigués retrouvent fermeté et couleur, les gâteaux s'envolent, les viandes fondent et votre digestion se fait sur du velours.

Boisson frisson

Réveillez vos jus de fruits, en ajoutant 1/4 de cuillère à café de bicarbonate dans votre verre de jus d'orange, de jus de pamplemousse ou de jus de citron. Vous le transformerez en une boisson doucettement pétillante.

Chou digeste

Le chou, malgré ses multiples bienfaits, ne fait pas l'unanimité. Certains lui reprochent sa propension à provoquer des ballonnements, ce qui gâte le plaisir.

- Mettez 1/2 cuillère à café de bicarbonate dans l'eau de cuisson et tout risque de flatulences se volatisera.

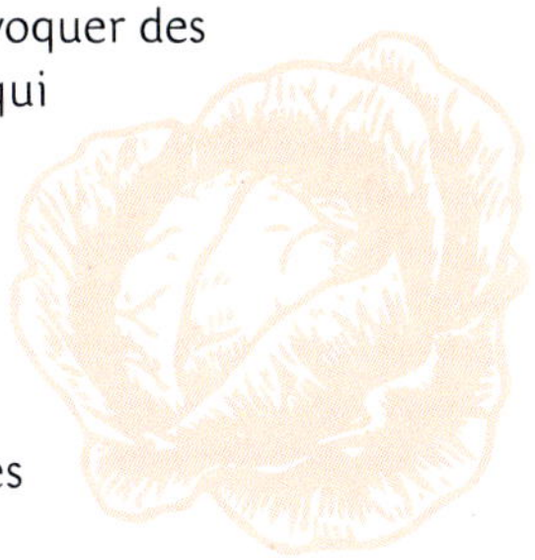

Confitures et compotes toutes douces

La satisfaction d'avoir cuisiné vos confitures et compotes vous-même ne parvient pas à effacer cette grimace que vous tire l'acidité de certains fruits... Une fois vos confitures cuites, et avant de les mettre en pots, saupoudrez-les de bicarbonate (une pincée par pot) : vous retrouverez le sourire en constatant que l'acidité a disparu pour laisser la place au bon goût de vos fruits.
À éviter, évidemment, si vous êtes de ceux qui raffolent de cette pointe acidulée qui vous réveille les papilles jusqu'à vous faire saliver !

Fondue savoyarde digestion express

Délicieuse, cette ventrée de Beaufort, d'emmental et d'appenzel, mais un sacré chewing-gum à digérer... Lorsque vous avez mélangé vos fromages au vin blanc et versé un filet de kirsch, ajoutez-y 1/2 cuillère à café de bicarbonate. Cela mousse un peu ? C'est normal et votre fondue n'en sera que plus onctueuse. Quel bonheur de ne plus sentir ce poids sur l'estomac...

Gibier plus tendre

Souvent jugé trop « fort » en goût par certains, le gibier est immangeable pour tous s'il n'est pas « mûri ». Il ne s'agit pas de le faisander, mais de l'attendrir. Pour vous assurer qu'il fondra sous la dent, tout en atténuant un peu ce goût fort en bouche redouté par les papilles délicates.

- Saupoudrez-le de bicarbonate avant de le laisser rancir quelques jours dans un endroit froid (cave, chambre froide, bas du réfrigérateur).

• Au moment de le cuisiner, nettoyez-le soigneusement avec un chiffon propre.

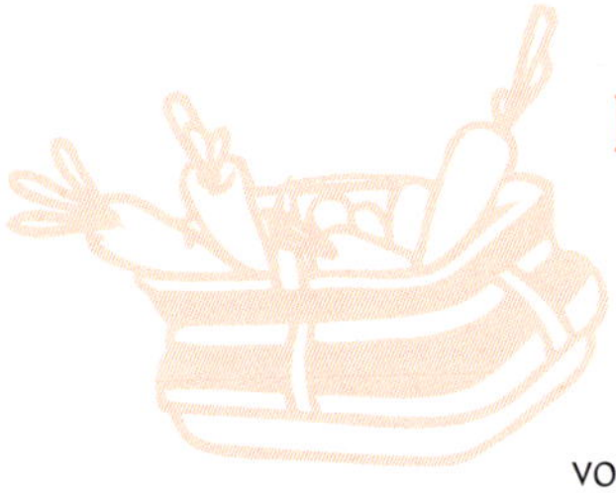

Légumes

Ajoutez 1 cuillère à café rase de bicarbonate à l'eau de cuisson de vos légumes, vous ne le regretterez pas : carottes, choux, brocolis, poireaux, tomates, tous conserveront leurs belles couleurs bien vives ; votre chou-fleur cessera de diffuser son odeur peu agréable dans tous les recoins de la maison ; vos navets se feront tout doux, ainsi débarrassés de leur amertume et votre chou sera tout tendre sans se défaire. En plus, le bicarbonate accélère le temps de cuisson !

■ Nettoyage

Certains légumes semblent s'ingénier à garder des impuretés dans leurs replis, même si on a pris soin de les laisser tremper. Les salades, endives, mâche et autres épinards sont de ceux-là. Plutôt que de vous escrimer à laver les feuilles une à une, remplissez l'évier d'eau à laquelle vous ajouterez 1 cuillère à soupe de bicarbonate et laissez tremper 10 minutes. Il vous suffit ensuite de rincer les légumes à l'eau courante. Vous ferez subir le même sort aux fruits délicats (fraises, cerises, raisin, etc.), qu'un trempage sans bicarbonate ne ferait que gorger, sans les nettoyer vraiment. Pour le nettoyage des légumes sans feuilles ou des fruits moins fragiles, confectionnez une pâte (3 volumes de bicarbonate pour 1 volume d'eau) que vous frotterez directement sur la peau. Rincez bien à l'eau courante : même propreté !

■ Cuisson

Lorsque vous faites tremper vos légumes secs, ajoutez 1 cuillère à café de bicarbonate dans l'eau. Il leur donnera un goût plus intense et rafraîchira leurs couleurs.

RECETTE DU CASSOULET

Pour 4 personnes :

- 400 g de haricots blancs secs
- 2 c. à café de bicarbonate
- Viande au choix : saucisses, confit de canard, etc.
- 4 brins de thym
- 1 oignon
- 2 gousses d'ail
- 2 c. à soupe de concentré de tomate
- Sel et poivre

■ Laissez tremper les haricots secs toute la nuit dans de l'eau additionnée de 1 cuillère à café de bicarbonate. Puis égouttez-les et rincez-les.

■ Faites-les blanchir dans une grande casserole en les recouvrant d'eau froide, puis portez à ébullition. Poursuivez la cuisson quelques minutes, puis jetez l'eau.

■ Recouvrez les haricots d'eau additionnée de 1 cuillère à café de bicarbonate, les gousses d'ail, l'oignon et les brins de thym. Portez à ébullition, couvrez et laissez mijoter sur feu très doux pendant 1 h 30.

■ Pendant ce temps, faites cuire la viande (porc, saucisses, confit de canard).

■ Préchauffez le four à 150 °C (th. 5).

■ Étalez les haricots dans un plat à four, ajoutez la viande et son jus de cuisson, salez et poivrez. Dans un bol, mélangez 2 cuillères à soupe de concentré de tomate avec 5 cuillères à soupe d'eau. Répartissez cette sauce sur les haricots. Enfournez pour 30 minutes (arrosez d'un peu d'eau en cours de cuisson pour éviter que le cassoulet ne sèche).

Additionné à l'eau de trempage, puis à celle de la cuisson, le bicarbonate facilitera la digestion des légumes secs, qui ralentissent le transit et induisent une fermentation propice aux gaz.

Œufs en neige béton

Voici un truc infaillible pour les pâtissières du dimanche ! En ajoutant une pincée de bicarbonate à vos blancs d'œufs, non seulement ils monteront sans rechigner et à la vitesse grand V, mais en plus ils resteront bien fermes.

Omelette mousseuse

Cassez 4 œufs dans un saladier, ajoutez-y 2 cuillères à soupe d'eau tiède, 2 pincées de bicarbonate, 2 tours de moulin à poivre et fouettez énergiquement. Vous serez étonné de la consistance mousseuse de votre omelette : légère sans avoir perdu son goût et, surtout, digérée sans souci par les estomacs les plus sensibles...

Pâte à gâteau gonflée

Levure et bicarbonate font bon ménage ! Cette association est même l'assurance d'obtenir des pains, gâteaux et autres mets d'un moelleux incomparable. Il est également possible de remplacer la levure à gâteaux par du bicarbonate, mais il ne fera pas aussi bien qu'une levure fraîche de boulanger.

Quand vous confectionnez un gâteau, ajoutez 1 cuillère à café de bicarbonate pour 500 grammes de farine. En chauffant, le bicarbonate libère de minuscules bulles gazeuses qui vont aérer la pâte. Votre gâteau sera bien plus moelleux, sans risque de lourdeur sur l'estomac. Vous retrouverez cette légèreté dans vos cookies, muffins, blinis et autres pancakes, si vous leur appliquez le même traitement.

RECETTE DU SODA BREAD (IRLANDE)

Pour 6 personnes :

- 250 g de farine blanche
- 250 g de farine complète
- 1 c. à café de bicarbonate
- 1 c. à café de sel
- 40 cl de lait ribot
- 30 g de beurre

■ Recouvrez la plaque de cuisson du four de papier sulfurisé. Préchauffez le four à 180 °C (th. 6).

■ Mélangez dans un saladier les farines, le bicarbonate et le sel. Ajoutez le lait ribot et le beurre fondu et mélangez jusqu'à obtention d'une pâte molle. Étalez la pâte pour obtenir un disque de 12 cm de diamètre et placez-le sur la plaque de cuisson. À l'aide d'un couteau, incisez le dessus profondément en croix. Enfournez pour 40 minutes environ, jusqu'à ce que le pain soit doré et sonne creux à la percussion. Servez chaud.

En chauffant, le bicarbonate libère une multitude de petites bulles gazeuses qui aèrent la pâte, assurant une bonne digestion et un moelleux incomparable.

RECETTE DES COOKIES AU CHOCOLAT ET NOIX DE MACADAMIA

Pour 20 cookies :

- 150 g de farine
- 3 pincées de bicarbonate
- 1 pincée de sel
- 125 g de beurre
- 150 g de cassonade
- 1 œuf
- 300 g de chocolat noir
- 200 g de noix de macadamia

■ Mélangez la farine, le bicarbonate et le sel.

■ Fouettez le beurre fondu avec le sucre jusqu'à ce que le mélange blanchisse, puis ajoutez l'œuf.

■ Incorporez la farine sans cesser de remuer.

■ Ajoutez le chocolat coupé en tout petits morceaux et les noix de macadamia concassées au rouleau à pâtisserie.

■ Placez la préparation au réfrigérateur pendant 1 heure.

■ Préchauffez le four à 180 °C (th. 6).

■ Façonnez des boulettes de pâte et posez-les, un peu espacées, sur la plaque de cuisson recouverte de papier sulfurisé. Aplatissez-les légèrement.

■ Enfournez-les pour 10 minutes. Laissez-les refroidir avant de les ôter de la plaque de cuisson.

Beurre, sucre, chocolat... les cookies sont denses. Le bicarbonate leur apporte du gonflant : plus légers, ils se conservent mieux.

Pois chiches digestes

Pour enlever la peau (indigeste pour certains) des pois chiches, quelques gestes.

- Saupoudrez-les de bicarbonate.
- Laissez-les reposer un quart d'heure. Rincez-les, étalez-les sur un torchon propre et roulez-les. Leur peau partira toute seule.

Poisson bien conservé

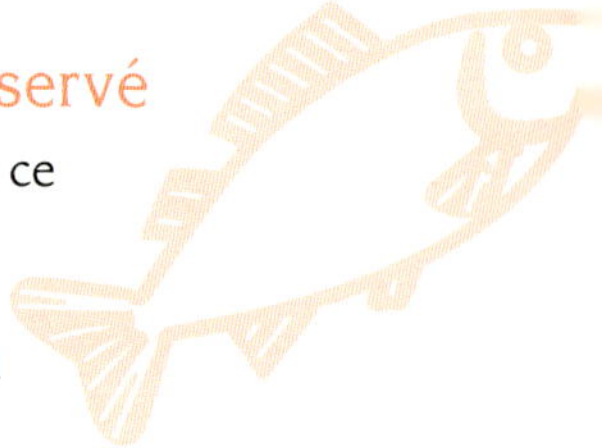

Pas très envie de poisson ce soir... il attendra bien demain... Oui, mais pour qu'il conserve l'œil vif et la chair fraîche :

- Saupoudrez-le de bicarbonate.
- Emmaillotez-le dans un film alimentaire.
- Placez-le au réfrigérateur.

Purée poids plume

En fin de préparation, ajoutez 1 cuillère à café de bicarbonate à votre purée et remuez bien le tout.

Sauce tomate sans aigreur

On ne tient pas à savoir comment font les industriels de l'alimentaire pour nous procurer des sauces tomate qui ont perdu toute leur acidité... Nos grands-mères ajoutaient du sucre pour obtenir le même résultat. Nous, lorsqu'on cuisine une sauce tomate, on verse 1/2 cuillère à café de bicarbonate pendant qu'elle mijote : à la différence du sucre, il ne masque pas l'acidité, mais la neutralise !

RECETTE DE SAUCE TOMATE

Pour 1 kilo de sauce :

- 3 c. à soupe d'huile d'olive
- 2 oignons
- 3 gousses d'ail
- 1 kg de tomates pelées
- 1 c. à soupe de sucre
- 1 c. à café de bicarbonate
- 2 feuilles de laurier
- 10 feuilles de basilic
- Sel, poivre

Épluchez les oignons, détaillez-les en rondelles. Pelez les gousses d'ail. Versez l'huile dans une sauteuse et faites-y dorer les oignons et l'ail. Ajoutez les tomates, la feuille de laurier, le sucre, le poivre, le bicarbonate et le sel. Laissez mijoter jusqu'à obtenir une consistance épaisse, en remuant de temps en temps. Ajoutez le basilic rincé quand la sauce tomate est prête. Versez dans un bocal et conservez au réfrigérateur.

Le bicarbonate fait ici office d'éponge antiacide. Il neutralise l'acidité des tomates, au profit du goût et des vitamines.

Viande attendrie

À griller

C'est fichu, aucune chance que cette viande déjà ferme ne devienne pas carrément dure après cuisson... Pas si sûr !

- Dans un récipient, versez 1 litre d'eau tiède et ajoutez 1 cuillère à café de bicarbonate (à multiplier par le nombre de litres d'eau nécessaire suivant la quantité de viande).
- Faites prendre un bain à la viande crue pendant 1 heure.
- Sortez-la, épongez-la avec du papier absorbant : vous n'avez plus qu'à la cuisiner, en étant sûre qu'elle fondra sous la dent.

À bouillir

Cette astuce fonctionne aussi pour une viande que vous vous apprêtez à faire bouillir (pot-au-feu, potée, etc.).

- En début de cuisson, ajoutez ½ cuillère à soupe de bicarbonate par litre d'eau.

Volailles déplumées

Quelle belle idée a eue votre voisin, de vous faire cadeau de ce faisan fièrement rapporté d'une partie de chasse ! Accommodé avec des endives braisées, c'est un régal assuré. Oui, mais comment plumer le volatile et vous assurer que vos convives ne se casseront pas les dents sur sa chair ferme ?

- Faites bouillir un faitout rempli d'eau, retirez-le du feu et versez-y un peu de bicarbonate (1 cuillère à café par litre d'eau).
- Saisissez le faisan par les pattes et plongez-le dans l'eau une trentaine de secondes : les plumes « viendront » bien plus facilement.
- Une fois le faisan « à poil », saupoudrez-le de bicarbonate uniformément, emmaillotez-le dans du papier alimentaire (ou du film).
- Placez-le dans le bac à légumes du réfrigérateur une bonne journée. Au moment de le cuisiner, essuyez-le avec soin (ou rincez à l'eau claire) avec un torchon propre.

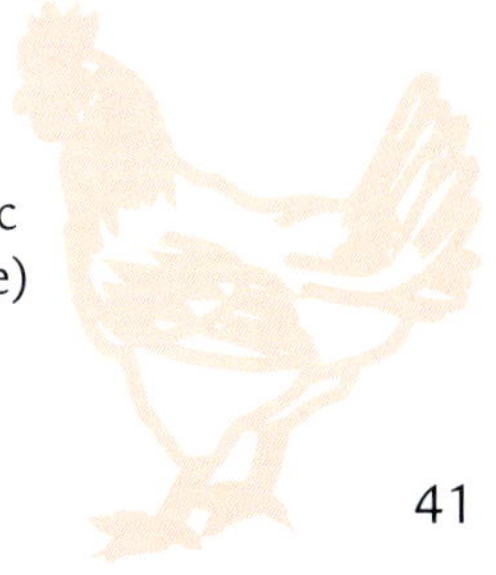

Bicarbonate : pour l'entretien de la maison

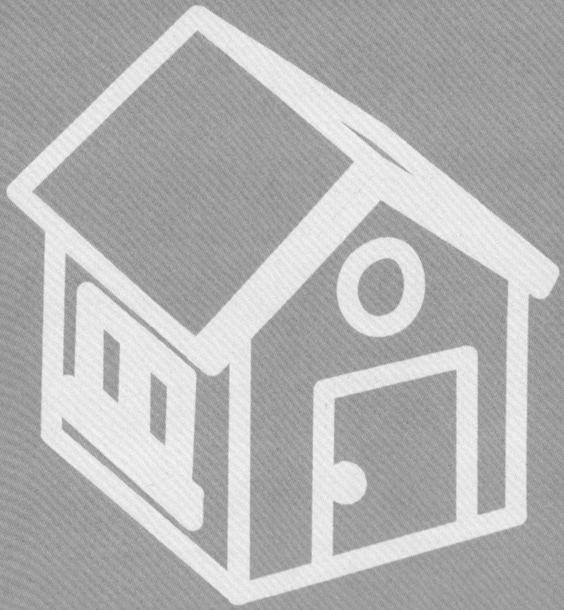

Assainissant, assouplissant, détachant, désodorisant, détartrant... le bicarbonate est le meilleur ami de la famille ! Tour à tour protecteur de doudou, garant du bon entretien de l'automobile et ange gardien du jardin, il saura même faire du ménage dans vos produits en les remplaçant avantageusement.

À L'INTÉRIEUR : DU SOL AU PLAFOND

Abat-jour revitalisé

On ne pense pas toujours au coup de plumeau sur les abat-jour ; la poussière s'y fixe et, la pollution aidant, le tissu se tache. Mettez la main à la pâte... de bicarbonate !

- Versez dans un récipient 3 mesures de bicarbonate, puis 1 mesure d'eau du robinet.
- Amalgamez bien, il ne faut pas que cela soit trop liquide pour un usage pratique et sans coulures.
- Appliquez précautionneusement un peu de cette pâte sur la tache à l'aide d'une éponge bien propre ou d'un chiffon en frottant légèrement.
- Rincez ensuite avec délicatesse et laissez sécher.

Vous réserverez ce traitement aux textiles les moins fragiles, pas question de s'acharner sur un abat-jour en chintz, en satin ou encore en soie : la tache s'envolerait... avec la couleur.

Adoucissant lainages

Pour assouplir un lainage feutré par un lavage trop musclé, ajoutez 2 cuillères à soupe de bicarbonate à l'eau de rinçage : les mailles s'assouplissent et votre lainage retrouve moelleux et douceur.

Aluminium rutilant

Si vous avez des fenêtres ou des poignées de portes en aluminium, vous avez sûrement remarqué comme elles s'oxydent et s'encrassent. Résultat : ternes et poisseuses, elles font grise mine comparées à vos vitres étincelantes. Voici ci-après la recette d'un détergent maison écologique et économique, qui a le bon goût de se conserver jusqu'à deux ans. Pour l'entreposer, préférez un bocal en verre (étiqueté « Produit dangereux » ou signalé par une tête de mort : comme tout détergent, il n'est pas souhaitable qu'il tombe entre des menottes curieuses). Pour appliquer votre produit, utilisez un tampon de laine d'acier (commencez par de l'extra-fine et si l'aluminium résiste bien, augmentez la grosseur), puis rincez bien.

RECETTE DE DÉTERGENT ALUMINIUM

Pour 30 cl de produit :

- **10 cl de crème de tartre**
- **50 g de bicarbonate**
- **10 cl de vinaigre blanc**
- **2 c. à soupe de savon en paillettes**

■ **Mélangez la crème de tartre et le bicarbonate dans un bol. Incorporez le vinaigre et remuez jusqu'à obtention d'une pâte lisse (ne vous inquiétez pas, cela va mousser). Ajoutez le savon et versez le tout dans un bocal hermétique.**

Animaux domestiques

CHIEN

■ Shampoing sec

• Répartissez du bicarbonate sur tout le poil de votre chien, en le saupoudrant.

• Frictionnez-le soigneusement, puis brossez sans chercher à éliminer la totalité de la poudre.

■ Bain assainissant

• Faites couler un petit bain d'eau tiède et versez-y la moitié d'un paquet de bicarbonate.

• Émulsionnez et baignez votre chien.

■ Crocs blancs

• Trempez une brosse à dents (la sienne !) humide dans du bicarbonate et brossez les dents de votre chien.

• Rincez bien (s'il n'a pas fui). Le tartre est délogé et finie la mauvaise haleine !

■ Écuelle propre

• Versez 3 cuillères à soupe de bicarbonate dans 1 litre d'eau chaude, remuez.

• Plongez-y l'écuelle de Brutus (et par la même occasion ses jouets).

• Laissez-la tremper jusqu'à ce que l'eau refroidisse.

• Rincez bien.

CHAT

■ Pipi de matou maté

S'il y a une odeur dont il est difficile de se débarrasser, c'est bien celle-là ! Certains préconisent de noyer la tache avec de l'eau gazéifiée : les traces s'en vont bien, mais l'odeur très particulière revient au grand galop.

• Préparez une solution dans un verre à moutarde composée de 2 cuillères à café de bicarbonate, et de vinaigre blanc pour compléter.

• Mélangez et, à l'aide d'un chiffon propre imbibé de la préparation, frottez là où l'odeur s'est fixée.

• Rincez à l'eau claire, puis réitérez ce traitement jusqu'à ce que la mauvaise odeur ait totalement disparu.

■ Litière nette

Très efficace pour combattre les petites odeurs des litières de vos animaux familiers (chat, gerbilles, oiseaux), le bicarbonate peut être versé dans le fond de la caisse ou la cage – une fine couche avant d'y mettre le sable –, ou bien par-dessus, ce qui permettra alors d'espacer le renouvellement de la litière. Le confort pour tous, sans aucun danger pour nos amis.

POISSONS

■ Aquarium

Apaisant et fascinant quand il est bien transparent, l'aquarium perd de sa superbe lorsque les parois sont éteintes par une couche de calcaire, voire d'algues malvenues, et que l'eau est trouble. C'est pourquoi, tous les trois mois (selon le nombre de poissons, de végétaux, etc.), procédez à un nettoyage de fond.

- Mettez les poissons à l'abri dans un récipient rempli d'une partie de l'eau retirée de l'aquarium.
- Videz le reste de l'eau de l'aquarium.
- Avec un morceau de coton humide trempé dans le bicarbonate, frottez-en alors soigneusement les parois et le fond.
- Rincez l'aquarium plusieurs fois.
- Remplissez-le ensuite d'une eau à la température de celle du récipient dans lequel vous aviez mis les poissons, puis transvasez ces derniers dans leur « maison ».

Antirouille

- Coupez une pomme de terre en deux et trempez le côté coupé dans le bicarbonate.
- À l'aide de ce tampon Jex improvisé, frottez la rouille qui s'est formée sur vos métaux.

Appareils électroménagers flambant neufs

Le temps aidant, votre réfrigérateur a pris une teinte grège-beige peaufinée par les graisses, délavée par le soleil et jaunie par les fumées de cigarettes. Heureusement, Super bicarbo est là pour lui rendre le blanc immaculé de ses débuts !

- Dans un récipient, mélangez une mesure (1 tasse, par exemple) d'eau de Javel et ½ mesure de bicarbonate (½ tasse, dans notre exemple) et ajoutez-y 5 mesures d'eau chaude.
- Trempez une éponge dans ce mélange et frottez-en les parois du frigo.
- Laissez « agir » un quart d'heure, puis lavez avec de l'eau chaude et du savon ou du produit à vaisselle.
- Enfin, rincez à fond pour enlever toute trace de savon. C'est sûr, ce frigo bien blanc à côté de ce radiateur jauni, ça tranche... remontez vos manches et faites subir le même sort à tous les appareils blancs de la maison.

Argenterie étincelante

Sur un chiffon de coton imbibé d'eau et bien essoré, saupoudrez du bicarbonate. Frottez votre argenterie avec (délicatement, il ne s'agit pas de la rayer), rincez-la à l'eau claire et essuyez avec un chiffon doux.

Baignoire miroir

Qui ne s'est pas éreinté à vouloir une baignoire plus blanche que blanche ? Dans le meilleur des cas, le fond étincelle, mais une marque grisâtre persiste, révélant le niveau de l'eau quand le bain est plein... Qu'elle soit en émail ou en fibre de verre, saupoudrez généreusement les parois et le fond de la baignoire avec du bicarbonate. Frottez ensuite avec une éponge bien essorée côté doux. Rincez et essuyez avec un chiffon : on se voit dedans !

Bijoux éblouissants

En or

Or jaune, or rose, or blanc, aucun n'échappe aux affres du temps ni aux salissures. Et même si vous ne les quittez pas sous la douche, ils finissent par se ternir et nichent des résidus de savon dans leurs recoins. Pour qu'ils soient propres comme un sou neuf et pour leur rendre leur brillant, suivez le mode d'emploi.

- Versez 1 cuillère à café de bicarbonate dans ½ verre d'eau et ajoutez-y 1 pincée de sel. Mélangez bien.
- Déposez vos bijoux dans ce bain et laissez agir pendant un quart d'heure. Pas impeccables ? Allez déloger les résidus récalcitrants à l'aide d'une brosse à dents usagée imprégnée d'un peu de votre mélange.
- Rincez soigneusement à l'eau claire, puis séchez avec un chiffon doux. Ce coup de jeune profitera aussi à tous les objets en or, en général.

En argent

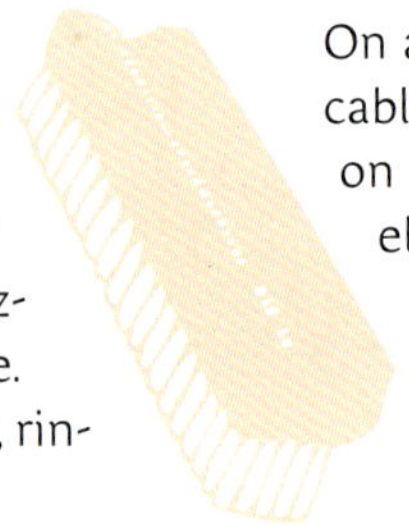

Régime sans sel, cette fois-ci ! Deux gouttes d'eau pour humidifier une vieille brosse à dents, et plongez-la directement dans du bicarbonate.

- Brossez soigneusement vos bijoux, rincez à l'eau claire et séchez.
- Adaptez la brosse : ici, nous redonnons leur lustre à vos bijoux, mais s'il s'agit d'un vase, une brosse à ongles sera mieux indiquée. Le remède se prescrit pour tout objet en argent.

En corail

Dans une tasse, versez 1 cuillère à café de bicarbonate et complétez la quantité nécessaire (selon qu'il s'agit d'un bracelet ou d'un collier) avec de l'eau minérale. Utilisez ce mélange sur un chiffon pour nettoyer votre bijou en corail. Rincez à l'eau claire, séchez. Pour peaufiner son éclat, versez 1 goutte d'huile alimentaire et 1 goutte d'huile essentielle de térébenthine sur un chiffon doux et faites briller. Tout objet en corail, ou contenant du corail, peut profiter de ce remède.

Bocal bien conservé

Vous l'avez lavé et relavé, ce bocal récupéré pour accueillir votre confiture, mais rien à faire, une odeur de renfermé et de nourriture ancienne persiste. Placez-le dans le freezer du réfrigérateur pendant quelques heures. Ensuite, remplissez l'évier d'eau additionnée de 3 cuillères à soupe de bicarbonate, et faites tremper le bocal : adieu, les mauvaises odeurs !

Brosse à cheveux, à ongles

On attend de ces brosses un service impeccable. Mais quand il s'agit de les entretenir, on est moins exigeant et, au fil du temps, elles recèlent bactéries et touffes de cheveux amalgamés pas très ragoûtants...

- Dans 1 litre d'eau chaude, versez 1 cuillère à soupe de bicarbonate et faites-y tremper vos brosses au minimum une journée. Tout est plus facile, alors : les cheveux se décollent comme par enchantement, les résidus de savon se désagrègent et vos brosses ont repris du poil de la bête en s'assouplissant. Les perfectionnistes les rinceront méticuleusement pour obtenir un fini irréprochable, mais ce n'est pas indispensable.

Brosse à dents saine

On leur confie l'entretien de notre plus beau sourire, mais on oublie qu'elles recèlent des bactéries !

- Une fois par semaine, versez 1 cuillère à café de bicarbonate dans un verre d'eau et faites-y tremper votre brosse à dents pendant 1 heure environ.

Canalisations : un bon tuyau

Un évier bouché ? Un écoulement de baignoire paresseux ?

- Videz la moitié d'un paquet de bicarbonate dans la canalisation, puis versez 1 litre d'eau bouillante. Les résidus et autres cheveux amalgamés seront balayés, emportant avec eux les odeurs désagréables.

Canapés convertis

Odeurs incrustées dans les fibres, taches, couleurs affadies par le soleil : notre bicarbonate va se régaler. Et le canapé ne s'en plaindra pas, car, ici, inutile de le mouiller pour que le bicarbonate fasse son travail !

- Saupoudrez toutes les faces du canapé (attention, si les couleurs vous semblent fragiles, faites un essai préalable dans un coin pour tester leurs réactions), coussins compris.
- S'il est très sale, faites pénétrer le bicarbonate dans les fibres du tissu avec une brosse douce et laissez agir quelques heures (une journée, c'est mieux).
- Passez l'aspirateur pour ôter toute trace de poudre et secouez bien les coussins.

Carreaux

Le savon a une fâcheuse tendance à se fixer sur les carreaux de la salle de bains, et il faut souvent mouiller la chemise pour éliminer ces traces. Confectionnez-vous un Monsieur Propre maison, qui se vouera à cette tâche pénible et si répétitive.

- Récupérez une bouteille en plastique de 1 litre, dans laquelle vous verserez 1 litre d'eau chaude.
- Ajoutez 2 cuillères à soupe de bicarbonate, 1 cuillère à café de vinaigre blanc et 1 cuillère à soupe d'ammoniaque.
- Fermez bien la bouteille et agitez énergiquement. N'oubliez surtout pas d'étiqueter cette bouteille pour qu'il n'y ait pas de confusion avec une boisson potable (une tête de mort menaçante tracée au feutre rouge se montrera efficace).
- Procurez-vous un petit vaporisateur, vous le remplirez au fur et à mesure avec la bouteille et il sera bien plus pratique pour atteindre les coins cachés.
- Après application du produit, passez un coup d'éponge humide.

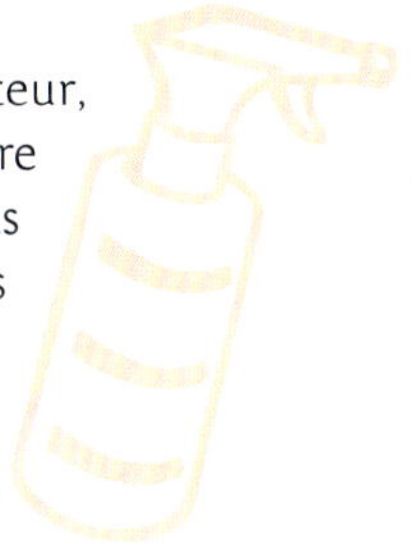

Carrelages

Terrain glissant

Les projections de graisse ont transformé votre carrelage en véritable patinoire. Pour le dégraisser de façon durable (et spectaculaire), préparez une pâte moitié bicarbonate, moitié eau.

- Passez-la sur le carrelage et laissez-la agir environ 1 heure.
- Rincez alors avec de l'eau chaude à laquelle vous ajouterez un verre de vinaigre blanc. Effet dégraissant + anticalcaire garanti !

Graffitis au crayon

Votre petit dernier a laissé parler sa fibre artistique... les traces de crayon sur votre carrelage en attestent.

- Confectionnez une pâte composée de 1 mesure d'eau pour 3 mesures de bicarbonate.
- Frottez les traces avec, à l'aide d'une éponge. Rincez à l'eau claire et essuyez avec un chiffon.

Casseroles brûlées

Que celui à qui cela n'est jamais arrivé nous jette la pierre. On met des macaronis à cuire et puis... on se plonge dans la lecture de ce passionnant catalogue. Pour récupérer votre casserole au fond noirci :

- Versez-y 1 verre d'eau puis ajoutez 3 cuillères à café de bicarbonate et ½ verre de vinaigre blanc (cela va mousser, mais ne vous inquiétez pas).
- Mélangez et mettez la casserole sur le feu.
- Laissez bouillir un quart d'heure.
- Lavez ensuite votre casserole pour la débarrasser des scories et rincez-la bien.

Cendriers filtrés

Les odeurs de tabac froid les lendemains de fête, non merci ! La veille, versez un peu de bicarbonate dans le fond de vos cendriers, ils agiront comme un filtre, en absorbant les odeurs de mégots. L'idéal est de renouveler le bicarbonate chaque fois que vous videz le cendrier...

Chasse aux blattes

Improprement désignées sous le nom générique de cafards, les blattes sont des insectes qui raffolent de la chaleur et de l'humidité. Contrairement aux cafards, on les trouve aussi bien dans des endroits négligés que propres, voire neufs. Dans tous les cas, c'est un fléau dont on se passe volontiers. Pour s'en débarrasser, les solutions, toutes plus violentes les unes que les autres, ne manquent pas : pièges à glu, poisons, etc. Avant d'en arriver à ces extrémités, tentez la méthode bicarbonate. Versez une ligne de bicarbonate en suivant les plinthes des pièces à risque (salle de bains, cuisine, toilettes) et attendez... Aucun risque que vous découvriez un cimetière de blattes le lendemain ; au contraire, vous serez étonné de ne plus voir de blattes du tout ; le bicarbonate a un effet répulsif : dégoûtés, les insectes se sont probablement réfugiés... chez le voisin.

Chaussures fraîches

Inutile d'être victime d'hyperhidrose (transpiration excessive) pour que nos chaussures dégagent de mauvaises odeurs. C'est donc un remède universel, que nous vous livrons là.

- Saupoudrez le fond de vos chaussures avec du bicarbonate.
- Secouez un peu de long en large pour bien répartir la poudre.
- Laissez reposer toute la nuit, puis retirez l'excédent (au besoin, en tapotant la semelle). Le bicarbonate a absorbé toutes les odeurs, il gardera vos pieds bien au sec et ses vertus antimycosiques vous préservent de certains champignons microscopiques.

Coupe-feu

On vous l'a dit, on vous l'a répété : si votre poêlée de frites prend feu, ne jetez surtout pas dessus un récipient d'eau pour le combattre, vous ne feriez qu'envenimer la situation en étendant les dégâts.

■ **Le premier geste qui sauve,** c'est d'éteindre la hotte aspirante et, surtout, de ne pas paniquer.

■ **Le second,** moins connu, c'est de jeter 2 cuillères à soupe de bicarbonate dans la poêle. Au contact des flammes, il se dégage du CO_2 qui étouffera le feu. Attention, si le feu est déjà conséquent, ayez recours à un extincteur.

Cuivre bien poli

Chandeliers, statuettes ou simples bassines à confitures, « faire les cuivres » est une épreuve qui oblige souvent à manipuler un produit qui sent fort et est agressif pour la peau. Là encore, le bicarbonate va vous prêter main-forte.

- Récupérez de la cendre d'un feu de bois.
- Mélangez cette poussière de cendres à une quantité égale de bicarbonate et humidifiez juste ce qu'il faut pour former une pâte.
- Frottez vos objets en cuivre à l'aide d'un chiffon imprégné de cette pâte, en insistant sur les taches.
- Rincez bien à l'eau claire et séchez avec un chiffon doux. L'opération terminée, jetez les chiffons sales à la poubelle.

RECETTE DU DÉSINFECTANT MULTI USAGE

Pour 2 litres :

- **5 c. à soupe de bicarbonate**
- **2 l d'eau chaude**
- **5 c. à soupe de vinaigre blanc**
- **50 gouttes d'huile essentielle d'arbre à thé**

■ **Versez l'eau chaude dans un bidon, ajoutez le bicarbonate et mélangez.**

■ **Dans un bol, mélangez le vinaigre blanc et l'huile essentielle, puis mettez dans le bidon.**

■ **Ce produit s'utilise pur sur les surfaces à désinfecter (cuvette de WC, poubelle...). Secouez bien avant chaque utilisation.**

Douche toilettée

Royaume de la bactérie et de la moisissure, les rideaux, la porte de la cabine de douche et le tapis antiglisse méritent davantage qu'un essuyage ordinaire.

- Saupoudrez une éponge humide de bicarbonate et passez-la sur ces nids à microbes.
- Rincez à l'eau froide ou tiède, puis essuyez.

Vite et bien fait, vous obtiendrez un résultat impeccable.

- Si votre tapis devient un terrain de jeu pour les champignons, appliquez la manière forte : une fine couche de bicarbonate, brossez avec soin, rincez et laissez sécher.

Doudou longue vie

Pas facile de subtiliser son doudou à votre cher ange pour le nettoyer... Il faut attendre la fin du cycle de la machine à laver, puis patienter jusqu'à ce qu'il sèche et, au bout du compte, ne pas retrouver sa bonne odeur...

■ **Si le fameux doudou est en tissu,** saupoudrez-le de bicarbonate (après la sieste) et laissez agir 2 heures. Brossez, le voilà comme neuf, débarrassé des bactéries.

■ **S'il est en plastique,** plongez-le carrément dans 1 litre d'eau additionnée de 2 cuillères à soupe de bicarbonate. Frottez avec une éponge (côté doux), puis rincez à l'eau claire.

Éponge ressuscitée

Nettoyer avec une éponge sale et chargée de toutes les vieilles odeurs ne mène à rien de bien. Une fois par semaine, faites prendre un bain à vos éponges usagées dans 1 litre d'eau chaude additionnée de 2 cuillères à soupe de bicarbonate : 1/4 d'heure après ce traitement, elles sont à nouveau bonnes pour le service.

Éviers

Immaculés

Une enquête britannique révèle que 80 % des robinets de cuisine seraient plus sales qu'une chasse d'eau ! Ce sondage ayant été commandité par un industriel de l'hygiène, on ne va pas paniquer, mais il rappelle la nécessité de chasser les bactéries. Si votre évier en émail est terni par le calcaire, qu'il affiche des traces noires ou des taches, il faut agir !

- Remplissez-le d'eau, ajoutez 1/2 verre à moutarde de Javel pure et laissez agir une vingtaine de minutes, puis videz l'évier.
- Saupoudrez du bicarbonate sur une éponge (côté doux) et frottez les parois, sans oublier la bonde, lieu de rencontre d'une multitude de bactéries.
- Rincez bien et constatez comme il a retrouvé sa blancheur.

Nickel

Pour réveiller la brillance de votre évier en inox (cela fonctionne aussi pour l'émail, à condition d'éviter le côté gratteur de l'éponge) :

- Formez une pâte avec 3 mesures de bicarbonate et 1 mesure d'eau.
- Appliquez ce mélange sur une éponge et frottez consciencieusement jusqu'à y voir votre reflet !

L'idée en +

Combattez les petites mauvaises odeurs toujours promptes à se dégager de dessous l'évier : placez une boîte de bicarbonate ouverte sous l'évier, elle fera le travail pour vous. Pour assurer une efficacité maximale, changez la boîte tous les trois mois.

Faïence ou porcelaine rajeunies

Jolie, cette assiette en faïence dénichée dans un vide-greniers, mais elle mérite un petit décapage...

- Commencez par la brosser pour enlever le « gros » : une brosse pas trop dure trempée dans une eau savonneuse fera l'affaire.
- Rincez, puis séchez.
- Saupoudrez ensuite un chiffon humide (ou un morceau de papier) de bicarbonate et frottez en insistant sur les taches.
- Changez le chiffon lorsqu'il noircit, sinon vous risquez d'étaler les salissures.
- Rincez, séchez et finissez le travail en passant un chiffon imbibé d'alcool à brûler.
- Laissez sécher à l'air libre. Vos objets en porcelaine reprendront des couleurs avec ce même traitement.

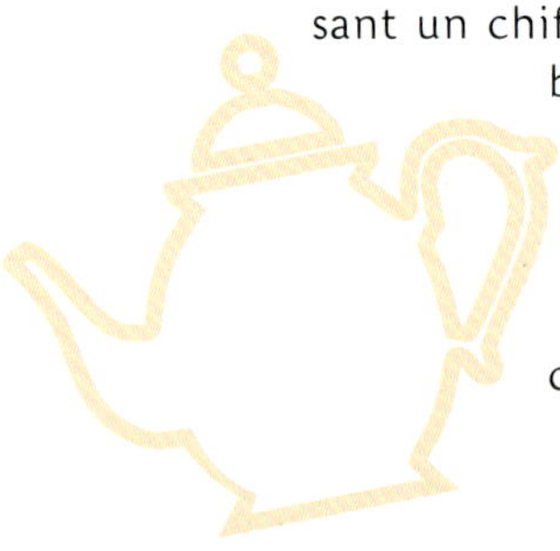

Fer à repasser

Pour nettoyer ponctuellement la semelle du fer, certains préconisent de passer une éponge légèrement imbibée de produit à vaisselle sous le fer froid, d'autres utilisent de la même façon du vinaigre blanc dilué. C'est bien, surtout si c'est un fer sans réservoir, mais cela n'assure pas une plus grande longévité à l'appareil. Notre solution bicarbonate, elle, combat durablement le tartre tout en effaçant les vilaines traces qu'on a pu générer en repassant un tissu qui a collé à la semelle.

- Pour un volume d'eau de 30 cl, versez 1 cuillère à café de bicarbonate et mélangez.
- Remplissez ensuite le réservoir avec ce mélange et mettez la vapeur à fond. Quand tout s'est échappé, rincez le réservoir à l'eau claire. Avec ce traitement appliqué une fois par mois, vous conserverez une bonne santé à votre fer.

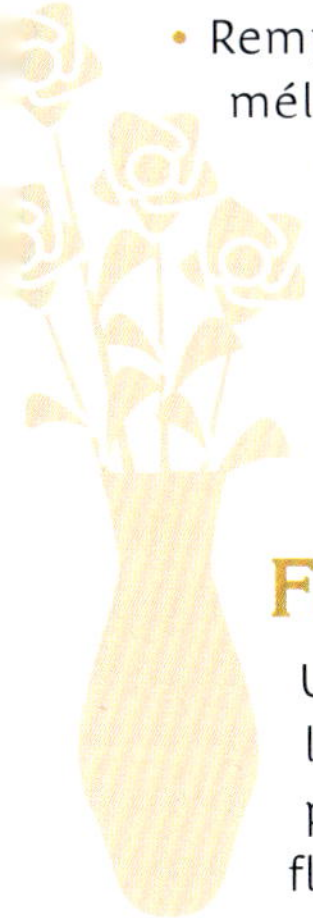

Fleurs longue conservation

Une pincée de bicarbonate jetée dans l'eau du vase, et vous profiterez bien plus longtemps de votre bouquet de fleurs coupées !

Four décapé

Au diable les produits sophistiqués dédiés au nettoyage du four ! Ils dégagent une odeur forte qu'on n'est pas sûr de ne pas retrouver dans ses plats. Adoptez l'écologie-attitude !

- Saupoudrez du bicarbonate sur une éponge mouillée et essorée, puis frottez-la sur les parois du four.
- Rincez bien. L'odeur du gigot de dimanche dernier n'a-t-elle pas totalement disparu ?

L'idée en +

Entreposez une tasse remplie de bicarbonate jusqu'à la prochaine cuisson.

Gants de velours

Si vous utilisez des gants en caoutchouc pour préserver vos mains des produits ménagers, vous savez qu'à la longue ils s'imprègnent d'une odeur désagréable de renfermé, voire de transpiration. Pour les maintenir frais et propres, saupoudrez du bicarbonate à l'intérieur après chaque utilisation. Au moment de vous remettre à votre ménage, secouez-les « la tête » en bas pour les vider et remettez une dose de bicarbonate. C'est doux et propre.

Graisse cuite : à décoller

- Formez une pâte avec 3 cuillères à café de bicarbonate mélangées à 1 cuillère à café d'eau et enduisez-en les dépôts de graisses cuites qui parsèment votre cuisinière.
- Laissez poser toute une nuit, ou plusieurs heures. Un simple coup d'éponge suffira alors à décoller ces amas de graisse.
- Ne vous acharnez pas avec un tampon gratteur, s'il le faut, recommencez l'opération.

RECETTE DE LIQUIDE VAISSELLE

Pour un flacon :

- **1 c. à soupe de bicarbonate**
- **½ verre de savon noir liquide**

- 0,5 l d'eau chaude
- 5 gouttes d'huile essentielle d'arbre à thé
- 5 gouttes d'huile essentielle de lavande

■ **Versez tous les ingrédients dans un flacon de liquide vaisselle bien nettoyé et mélangez.**

Ivoire plus clair

Vos statuettes ont pris une teinte jaunâtre, ce qui leur donne un aspect ancien : on aime ou on n'aime pas. Si vous les préférez bien blanches :

- Formez une pâte avec un peu de blanc d'Espagne mélangé à quelques gouttes d'eau oxygénée 10 volumes.
- Mélangez et appliquez sur la statuette.
- Laissez sécher au soleil sans rincer. Débarrassez ensuite la statuette de sa gangue en la frottant avec un chiffon doux.

Une fois ce grand nettoyage opéré, il vous sera plus facile de conserver vos ivoires bien blancs en les nettoyant régulièrement avec une éponge trempée dans une solution composée de bicarbonate et d'eau, à parts égales.

Lave-linge anticalcaire

Une fois par mois, procédez à un cycle de lavage à vide en versant 150 grammes (10 cuillères à soupe) de bicarbonate directement dans le tambour. Ce traitement va chasser les dépôts de calcaire et votre linge n'en sortira que plus propre.

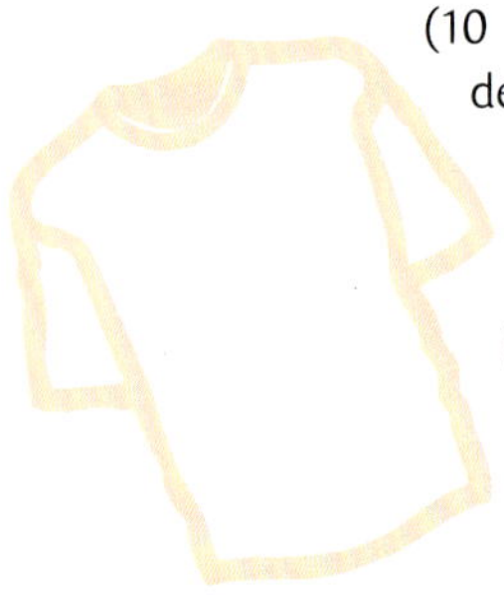

Lave-vaisselle boosté

Au moment de procéder à votre cycle habituel de lavage, après avoir mis la lessive, ajoutez 2 cuillères à soupe de bicarbonate dans le réceptacle à lessive ou directement dans le lave-vaisselle : venu en renfort, le bicarbonate augmentera l'efficacité de votre produit. Quant aux mauvaises odeurs, chassez-les en saupoudrant largement la vaisselle sale de bicarbonate avant d'enclencher le prélavage.

L'idée en +

Si vous ne faites pas tourner votre lave-vaisselle tous les jours, entreposez une poignée de bicarbonate dans le fond de la « cuve », cette sentinelle se chargera d'absorber les odeurs et décollera facilement les graisses figées au moment du lavage.

Lessive musclée

Donnez du punch à vos lessives à la main : 1 cuillère à soupe de bicarbonate pour 5 litres d'eau en plus de votre produit habituel, et vous n'aurez même pas besoin de frotter. En machine, 5 cuillères à soupe mélangées à la dose de lessive auront le même effet : un lavage renforcé, qui n'oublie aucune tache.

RECETTE DE LESSIVE MAISON

Pour 3 litres de lessive :

- 3 l d'eau
- 150 g de savon de Marseille en paillettes
- 1 verre à moutarde de bicarbonate

- 5 gouttes d'huile essentielle d'arbre à thé
- 5 gouttes d'huile essentielle de lavande

■ Jetez le savon de Marseille dans l'eau bouillante, mélangez. Ajoutez le bicarbonate, puis laissez refroidir. Transvasez dans un ancien bidon de lessive liquide propre, incorporez les huiles essentielles, fermez puis secouez.

■ Agitez le bidon avant chaque utilisation. La dose pour une machine est d'un verre à moutarde.

RECETTE D'ASSOUPLISSANT MAISON

Pour 1 litre d'assouplissant :

- 0,5 l de vinaigre blanc
- 0,5 l d'eau
- 3 c. à soupe de bicarbonate
- 50 gouttes d'huile essentielle d'orange douce

■ Mélangez tous les ingrédients et versez dans une bouteille étiquetée. Secouez avant chaque utilisation.

Linge blanc

Un petit blanchisseur pas cher à la maison, ça vous dit ? Encore un travail pour le bicarbonate ! Versez 1 verre de bicarbonate dans l'eau de lavage (ou dans le bac à lessive de la machine à laver) et lavez votre linge comme à l'accoutumée (ou procédez à votre cycle de lavage habituel).

Non seulement votre linge blanc sera plus blanc que blanc, mais les couleurs aussi seront à la fête ! Pour un résultat optimal, il faudrait sécher le linge au soleil, mais, à ce niveau-là, nous ne sommes pas tous logés à la même enseigne...

Linge sale prélavé

Au fur et à mesure que le linge sale s'accumule dans le panier, saupoudrez-le légèrement avec du bicarbonate : une couche de linge, une couche de bicarbonate. Au moment du lavage, inutile d'ôter la poudre, elle renforcera l'action de votre lessive. Petit plus non négligeable, votre panier de linge ne sera plus le rendez-vous des mauvaises odeurs.

Lino grandes eaux

- Dans 3 litres d'eau bouillante, versez ½ verre de savon de Marseille en paillettes, puis ½ verre de bicarbonate.
- Mélangez avec insistance.
- Vous pourrez nettoyer votre sol en lino à grandes eaux, avec ce mélange économique et qui sent bon le Sud.

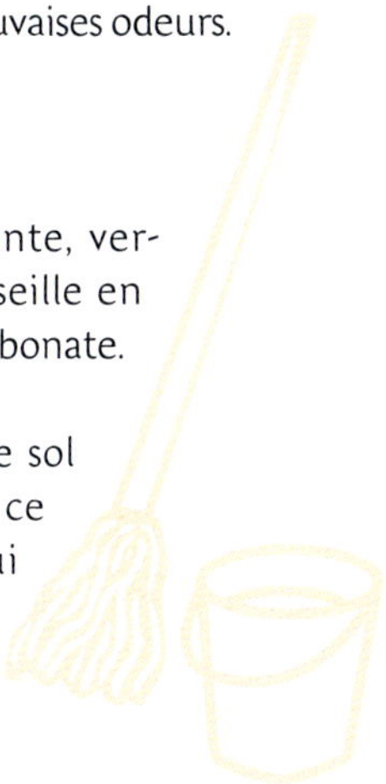

Marbre ressuscité

En principe, le marbre n'a besoin de personne pour s'entretenir : il vieillit bien et résiste aux taches. Mais il n'est pas parfait, et peut perdre de son éclat, au fil du temps. Dans ce cas, épongez-le avec un mélange d'eau et de bicarbonate (ayez la main légère, pour 1 litre d'eau, 1 cuillère à soupe suffit) pour effacer le voile grisâtre qui le ternit. S'il est taché, confectionnez une pâte avec 3 cuillères à soupe de bicarbonate et 1 cuillère à soupe d'eau. Appliquez ensuite avec une éponge en frottant précautionneusement.

Matelas ange gardien

On n'est jamais à l'abri d'une petite fuite et le matelas de bébé en a fait les frais... Vous avez beau nettoyer, l'odeur revient. Saupoudrez la tache de pipi avec du bicarbonate et laissez poser au mieux une demi-journée, au pire une heure. Avec l'aspirateur, ôtez la poudre. Dernier geste pour s'assurer d'une désinfection parfaite du matelas, vaporisez du vinaigre blanc à l'emplacement de la tache. Et pour une action tout-en-un, la recette ci-dessous vous simplifiera le travail.

RECETTE VAPO MATELAS SAIN

Ingrédients :

- 3 c. à soupe de bicarbonate
- 3 c. à soupe de savon de Marseille
- 3 c. à soupe de peroxyde
- 1 verre d'eau tiède

■ Mélangez le tout dans un vaporisateur. Vaporisez sur la tache d'urine du matelas.

Micro-ondes

Maxi-propre

Avouez-le, c'est une corvée de veiller à la propreté constante du micro-ondes... Déléguez donc ce rôle ingrat à notre poudre fétiche ! Versez 2 cuillères à café de bicarbonate dans une tasse d'eau et mettez-la à bouillir pendant 3 minutes au micro-ondes. Un coup de chiffon sur les parois encore humides de vapeur d'eau, et toute la saleté part avec !

Désodorisé

Misez sur le pouvoir d'absorption du bicarbonate pour disposer d'un micro-ondes toujours frais et sans mauvaises odeurs. Même technique que pour un réfrigérateur, entreposez une boîte de bicarbonate ouverte dans votre four. Quand il est vide et pas en marche, bien sûr !

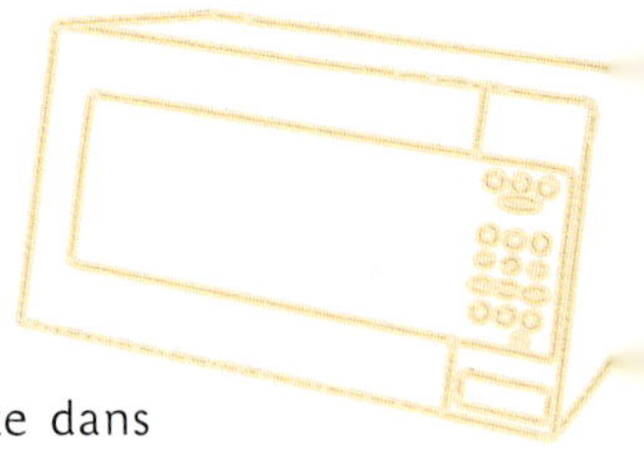

RECETTE DE NETTOYANT TOUS USAGES

Pour ½ litre environ :

- 1 c. à café de bicarbonate
- 50 cl d'eau
- ½ c. à café de liquide vaisselle
- 3 c. à soupe de vinaigre blanc
- 5 gouttes d'huile essentielle d'eucalyptus
- 5 gouttes d'huile essentielle de citron

■ Versez l'eau chaude dans un vaporisateur propre puis le bicarbonate, et mélangez. Ajoutez les autres ingrédients.

■ Secouez avant chaque utilisation. Vaporisez les surfaces concernées, puis essuyez d'un coup d'éponge.

Mites au logis

Les superpouvoirs de notre bicarbonate ne peuvent prétendre éradiquer les mites... mais il peut prêter main-forte à la naphtaline qui, elle, fait ses preuves depuis des générations ! Surtout, il vous débarrassera de son odeur persistante qui a tôt fait de vous étiqueter « mamie ». Entreposez dans le fond de l'armoire une soucoupe pleine de bicarbonate que vous renouvellerez tous les 2 mois, et le tour est joué !

Moisi soumis

Pour enlever de la moisissure sur du linge (serviette de piscine roulée en boule...), la première chose à ne pas faire est de le laver en machine. L'eau froide du prélavage ne viendra pas à bout de la totalité des taches, et l'eau chaude de lavage (même à 30 °C) cuira les taches, qui deviendront alors indélébiles.

- Formez une pâte avec 1 cuillère à café de bicarbonate mélangée à 1 cuillère à café de dentifrice blanc.
- Trempez une brosse dans le mélange et frottez les traces de moisi avec.
- Rincez ensuite avec une eau légèrement vinaigrée.

Osier

Pour entretenir paniers et objets en osier, suivez le mode d'emploi.

- Préparez une solution composée de 2 cuillères à café de bicarbonate pour 1 litre d'eau.
- Frottez avec une brosse (à dents, pour les plus petits).
- Rincez à l'eau claire.
- S'il nécessite un nettoyage plus musclé, passez une seconde couche d'eau de Javel diluée et rincez à l'eau claire.

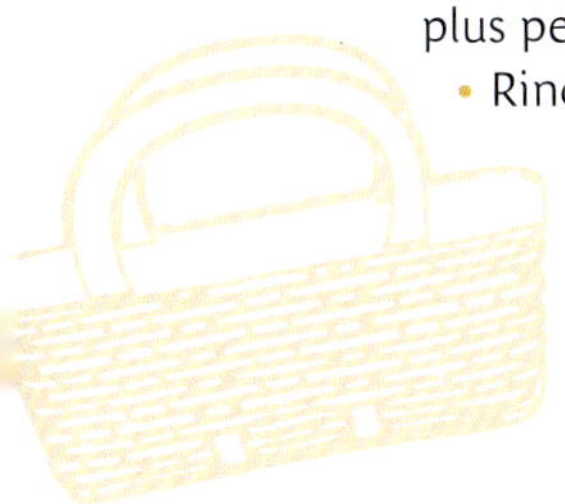

Peinture restaurée

Quand on n'a pas utilisé une peinture à l'eau pendant un certain temps, elle tourne. Au lieu de la jeter en pestant, versez-y un peu de bicarbonate et mélangez énergiquement pour lui donner une seconde vie.

Planche à découper

Vous vous gardez bien de nettoyer votre planche à découper avec un détergent qui, mal rincé, pourrait entrer en contact avec les aliments : c'est parfait ! Mieux, saupoudrez-la avec du bicarbonate et laissez agir un quart d'heure. Un papier essuie-tout finira le travail et débarrassera la planche de l'excédent de poudre. Les plus méticuleux pourront la rincer à l'eau tiède, mais ils prendront garde de bien la sécher pour éviter qu'elle ne se déforme.

L'idée en +

Votre plan de travail peut aussi profiter des bienfaits de ce traitement. Et pour en finir avec les taches récalcitrantes, confectionnez une pâte composée de 1 mesure d'eau, 3 mesures de bicarbonate et quelques gouttes de jus de citron. Imprégnez une éponge humide avec cette pâte et frottez les taches. Rincez puis séchez.

Plaque vitrocéramique

Si, pour vous, plus un produit d'entretien est cher, plus il est efficace, passez votre chemin... Car ici, il vous en coûtera moins de 1 euro pour récurer vos plaques vitrocéramiques ! Et avec une bonne conscience d'écolo-citoyen, en prime.

- Versez du liquide vaisselle dans une soucoupe et ajoutez-y 1 cuillère à café de bicarbonate.
- Frottez la plaque avec une éponge côté doux imbibée du mélange. Toutes les traces s'envolent et sans une rayure !

Plastique recyclé

Redonnez un coup de jeune à vos récipients en plastique, avant de les réutiliser.

- Formez une pâte avec 1 mesure d'eau pour 3 mesures de bicarbonate.
- Nettoyez la boîte avec ce mélange à l'aide d'une éponge ou d'un chiffon.
- Rincez bien et séchez.

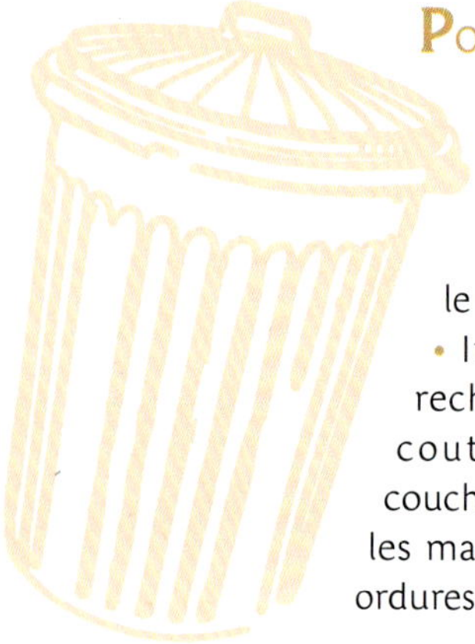

Poubelle inodore

Au moment de changer le sac plastique :

- Répartissez 1 verre de bicarbonate dans le fond de la poubelle.
- Installez votre sac de rechange comme à l'accoutumée. Cette fine couche suffira à neutraliser les mauvaises odeurs de vos ordures ménagères.

L'idée en +

En cas de reflux trop important (par exemple, l'odeur douceâtre ammoniaquée des côtes de melon en plein été), n'hésitez pas à verser du bicarbonate directement sur les détritus.

Réfrigérateur, congélateur

Poudre d'escampette

Entre les laitages qui dégagent de l'acidité, le poisson et le reste de petit-salé, les odeurs désagréables prennent leurs aises... Pour les faire déguerpir de votre réfrigérateur :

- Entreposez une tasse remplie de bicarbonate.
- Renouvelez cette sentinelle tous les trois à quatre mois.

Peau neuve

Une bonne affaire, ce réfrigérateur (congélateur, four, etc.) récupéré à peu de frais ! Déconvenue : la moisissure y a pris ses quartiers et dispute la place à une odeur rance très suspecte... Chasser les odeurs, vous savez faire maintenant, pour le reste, vous pouvez deviner. Confectionnez une pâte composée de 3 mesures de bicarbonate pour 1 mesure d'eau, puis frottez taches et parois à l'aide d'une éponge. Quant aux éléments en plastique, laissez-les tremper pendant une demi-heure dans un mélange moitié eau, moitié bicarbonate.

Taches

ancienne

Elle ne ressemble plus à rien, cette tache, délavée par les passages à répétition dans le tambour de la machine à laver, et même repassée à plusieurs reprises, qui sait ? Dans le doute, munissez-vous d'une éponge ou d'un chiffon propre. Préparez une solution composée d'un bol d'eau froide additionnée de 3 cuillères à soupe de bicarbonate. Trempez l'éponge dans la solution et tamponnez la tache généreusement. Laissez agir 2 heures, lavez, rincez et séchez.

de boue

Ici, dans un premier temps c'est la patience qui aura raison de la tache. Attendez que la boue soit complètement sèche (vérifiez sur l'autre face du tissu) et brossez énergiquement. Encore des traces ? Lavez le tissu taché avec une eau froide vinaigrée (1 cuillère à soupe de vinaigre blanc pour 4 cuillères à soupe d'eau). Laissez sécher. Encore des traces ? Appliquez une petite quantité de bicarbonate à l'aide d'une éponge humide et laissez agir jusqu'au séchage complet. Brossez et rincez à l'eau claire si besoin.

de brûlé sur du tissu

Même notre miraculeux bicarbonate ne pourra pas reconstituer les fibres détruites par le feu, il ne faut pas rêver... Mais si la brûlure est superficielle et que le tissu est noirci ou roussi, il a peut-être son mot à dire. Saupoudrez la tache (à sec) avec du bicarbonate, laissez agir une dizaine de minutes puis brossez. S'il ne se passe rien de bien, insistez en appliquant une pâte composée de 1 volume d'eau et 3 volumes de bicarbonate ; là encore, laissez agir un moment, puis rincez. Le roussi a disparu, et les couleurs sont ravivées !

de café sur un textile

« Une nappe que je tenais de ma grand-mère ! »... Ne vous désolez pas, un bain de 15 minutes dans une eau bicarbonatée (1 cuillère à soupe par litre d'eau) devrait venir à bout de cette tache de café.

de café sur une surface dure

Si la tache est sur une table (plastique, céramique, peinture, etc.), utilisez une éponge humide trempée dans du bicarbonate et laissez poser un quart d'heure avant de rincer abondamment. Si la tache s'accroche, sortez l'artillerie lourde : mélangez 1 cuillère à café de vinaigre blanc à 1 cuillère à café d'alcool à brûler, frottez et rincez à l'eau claire.

de cire

Une bougie qui a coulé sur la table basse, pas de souci : on racle le plus gros avec une spatule en bois ou en plastique (l'arme absolue est l'ongle, mais on n'a pas forcément envie de les sacrifier) et le produit détergent finira le travail. Sur une nappe, c'est moins évident, surtout à cause des auréoles que va laisser la cire... Faites chauffer votre fer à repasser (sans vapeur), posez une feuille d'essuie-tout sur la cire figée dans les fibres de la nappe et appliquez le fer sur l'essuie-tout. La chaleur fait fondre la cire et le papier l'absorbe. Renouvelez l'essuie-tout et la manipulation jusqu'à disparition complète de la cire. Magique ! Mais de vilaines taches grasses subsistent... et c'est là qu'intervient le bicarbonate : versez-en 1 cuillère à soupe dans le bac de votre machine à laver réservé habituellement à l'eau de Javel et déclenchez un cycle de lavage approprié au tissu de la nappe.

de crayon-feutre

Votre petit (ou grand !) monstre a laissé parler l'artiste qui est en lui et a même signé son œuvre sur la face cachée du canapé... Tamponnez les traces de crayon-feutre avec un amalgame de bicarbonate (3 cuillères à café) et de jus de citron (1 cuillère à café), laissez sécher puis rincez (pas à grandes eaux, le canapé n'apprécierait pas). Recommencez l'opération jusqu'à disparition des traces.

■ de fruits

Bonne pâte, le bicarbonate l'est assurément, lorsqu'il vient à bout des taches tant redoutées de fruits : 3 cuillères à soupe de bicarbonate diluées dans 1 cuillère à soupe d'eau (ajoutez-en si besoin pour obtenir une pâte compacte mais lisse). Appliquez sur le tissu ou le revêtement synthétique, laissez agir pendant 2 heures, puis essuyez et rincez. La tache s'est envolée.

■ de graisse

Pour s'en débarrasser, c'est simple, mais il faut suivre les consignes à la lettre : faites tremper le linge dans une eau bicarbonatée (1 cuillère à soupe par litre d'eau) pendant 1 à 2 heures. Essorez-le grossièrement et mettez-le dans la machine à laver. En plus de votre lessive habituelle, versez 1 ou 2 cuillères à soupe de bicarbonate (selon la masse de linge) dans le bac réservé à l'eau de Javel. Déclenchez le programme de lavage au minimum à 30 °C ou, mieux, à 40 °C.

■ d'herbe

Là, notre bicarbonate providentiel ne fera son entrée que pour s'occuper des finitions. Car c'est avec du vinaigre blanc pur que vous allez tamponner ces taches d'herbe. Laissez sécher, puis passez le vêtement à la machine à laver, en ayant pris soin de verser 1 cuillère à soupe de bicarbonate dans le bac réservé au chlore.

■ de nuoc-mâm

N'attendez pas : passez vite le tissu sous l'eau froide, rincez bien, puis appliquez une couche de pâte bicarbonatée (1 cuillère à soupe d'eau pour 3 de bicarbonate) sur la tache. Laissez agir pendant une heure. Rincez et séchez. Le nuoc-mâm, c'est du lourd, et il faudra peut-être remettre la main à la pâte une deuxième fois...

■ d'œuf

Qu'elle soit sèche ou fraîche, même punition : enlevez le surplus d'œuf avec la lame d'un couteau (en commençant par l'extérieur de la tache vers l'intérieur, pour éviter les débordements). Humectez un savon de Marseille et frottez doucement. Rincez, passez à la machine à laver qui, au rinçage, libérera la cuillère de bicarbonate du réservoir, emportant auréoles et odeur d'œuf.

■ de sang

Surtout pas d'eau chaude en premiers secours ! Elle cuirait le sang, qui s'incrusterait définitivement dans les fibres du tissu. Passez le linge sous l'eau froide en l'imbibant bien. Saupoudrez-le légèrement de bicarbonate, faites-le pénétrer dans le tissu et, si possible, laissez agir une heure. Passez à la machine à laver, mais pas à l'eau froide, cette fois-ci.

■ de sauce

Là, on marche sur des œufs... le plus gros risque étant d'aggraver les choses au point de regretter la tache de sauce... C'est notre bicarbo pâte de velours qui va se charger de cette mission. Saupoudrez généreusement la tache de bicarbonate, attendez un peu que « ça prenne ». Brossez ensuite délicatement, puis rincez à l'eau froide.

■ de teinture d'iode

À l'aide d'un chiffon humidifié d'eau froide et saupoudré de bicarbonate, tamponnez la tache en laissant l'excédent de poudre. Laissez agir pendant une vingtaine de minutes, puis enlevez le bicarbonate avec un chiffon sec en frottant légèrement.

■ de transpiration sur de la soie

Votre petite robe de soie noire préférée est marquée par de vilaines traces de transpiration... Faites-la tremper 4 ou 5 heures dans de l'eau additionnée à de la lessive, rincez bien, puis faites-la tremper à nouveau dans un bain d'eau tiède (5 litres environ) à laquelle vous aurez ajouté 3 cuillères à soupe de bicarbonate. Rincez soigneusement.

■ de vinaigrette

Sur le coup, saupoudrez la tache avec du bicarbonate, laissez-le « pomper » le gras (car c'est lui qui vous donnera du fil à retordre) et, quand c'est sec, brossez délicatement, puis rincez à l'eau claire. Si vous découvrez la tache plus tard et que l'huile a bien pris ses aises, tamponnez avec un linge propre humecté d'eau bicarbonatée (moitié eau moitié bicarbonate), laissez agir 2 heures, lavez, rincez à l'eau claire, puis séchez.

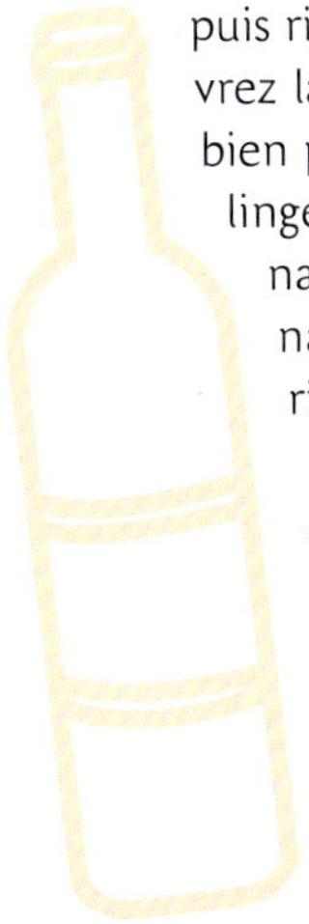

Verre recyclé

Une bouteille de vin ou d'huile que vous aimeriez récupérer pour un autre usage ?

- Versez 2 cuillères à café de bicarbonate dedans, secouez la bouteille (oui, à sec, sans ajouter d'eau de façon à permettre au bicarbonate de bien absorber les résidus).
- Lavez (avec un goupillon, c'est mieux), rincez abondamment à l'eau claire et séchez.

Vitres : atout carreaux

Nos grands-mères mettaient une touche finale au lavage de leurs vitres d'un coup de papier journal imprégné d'eau vinaigrée (vinaigre blanc) : une recette à retenir, car cela évite que les carreaux ne se salissent trop vite. Mais pourquoi se priver de combiner nos bons vieux remèdes avec des matériaux modernes ? Commencez par nettoyer avec une éponge humide saupoudrée de bicarbonate, puis essuyez avec un de ces tissus microfibres. Fignolez pour finir avec le fameux papier journal.

WC aseptisé

Videz la moitié d'un paquet de bicarbonate dans la cuvette des WC, puis versez 1 litre d'eau bouillante. Le tartre sera dissous et adieu les mauvaises odeurs !

■ À L'EXTÉRIEUR : DU JARDIN À LA VOITURE

Barbecue

■ Ignifugé

Il arrive que les flammes se rebellent, au risque de carboniser vos grillades. Mieux vaut prévenir que guérir.

• Récupérez un vaporisateur en plastique, que vous remplirez avec 1 cuillère à café de bicarbonate ajoutée à 1 litre d'eau.
• Si le feu prend, vaporisez à la base.

Prêt à l'emploi

Débarrasser le barbecue de ses graisses brûlées et des odeurs de viande cramée n'est pas une mince affaire. On peut certes brosser à sec, mais si on a fait griller des crevettes, il ne faut pas s'étonner de sentir des relents de poisson à la prochaine barbecue-party... C'est là que Bicarbo intervient !
• Confectionnez une pâte avec 3 mesures de bicarbonate et 1 mesure d'eau.
• Frottez les grilles à l'aide d'une brosse à poils durs imprégnée de la pâte.
• Rincez à l'eau claire.

Batterie regonflée

Si vous faites partie de ceux (celles ?) qui ignorent où se trouve la batterie dans une voiture, n'en parlons plus... Les autres ont sûrement remarqué qu'au fil du temps la batterie se couvre d'une poudre blanche (du sulfate, pour les initiés) disgracieuse et qui peut abréger sa durée de vie. Confectionnez une pâte composée de 3 mesures de bicarbonate et 1 mesure d'eau. Mélangez bien de façon à ce que ce ne soit pas liquide. Enfilez des gants et, à l'aide d'une petite brosse dure, appliquez sur les bornes (là où les cosses se raccordent) en frottant. Rincez (mais pas à grandes eaux) et séchez soigneusement. Pour prévenir le dépôt qui se reformera, enduisez les bornes de vaseline. Grâce à ces soins, vous assurez une longue vie à votre batterie.

Camping (entretenir le matériel)

Parfait pour entretenir vos tentes et sacs de couchage, le bicarbonate fera disparaître les odeurs de renfermé et stoppera le développement des moisissures. Avant de ranger votre matériel de camping, saupoudrez-le généreusement de bicarbonate. Au moment de le réutiliser, secouez bien !

L'idée en +

Si vous n'avez pas pu lui faire subir ce traitement avant de le stocker, vous pouvez l'appliquer au moment de le réutiliser, mais il faudra quand même laisser une journée au bicarbonate pour faire un travail soigné.

Carrosserie

C'est dimanche, il fait beau, profitez-en pour aller à la chasse... aux taches qui maculent votre voiture. Goudron, sève d'arbre, boue... il y a de quoi faire.
• Formez une pâte avec 3 mesures de bicarbonate et 1 mesure d'eau, mélangez bien.
• Humidifiez une éponge (propre), trempez-la dans la pâte et frottez délicatement les taches.
• Rincez à l'eau claire et lustrez avec un chiffon doux. Hélas, trois fois hélas, les fientes

d'oiseaux résisteront à ce traitement... Et pas question de les laisser attaquer la carrosserie.

- Enlevez le plus gros avec une éponge humide (côté doux, surtout !) et frottez les taches avec un linge imbibé de vinaigre blanc non dilué. Si des résidus persistent, appliquez une petite quantité de la pâte que vous avez confectionnée plus haut, et laissez agir 2 heures. Rincez et lustrez.

Champignons empoisonnés

Il n'y a pas de raison pour que les champignons soient les seuls à profiter des belles grappes de raisins qui pointent leur nez ! Empoisonnez-leur la vie en vaporisant grappes et vignes avec une solution non toxique.

- Dans 4 litres d'eau, versez 4 cuillères à café de bicarbonate.
- Secouez bien.
- Transvasez dans un vaporisateur et aspergez vos vignes et premiers raisins une fois par semaine pendant 2 mois.

Cochenilles qui redémarrent

Très friands de nos plantes d'intérieur, ces parasites s'attaquent régulièrement à notre jardin à la fin du printemps. Pour vous débarrasser durablement des cochenilles qui squattent vos ficus et lauriers, préparez une solution que vous pourrez conserver pendant toute cette période.

- Dans 5 litres d'eau, versez 2 ½ cuillères à soupe de savon noir, 2 ½ cuillères à soupe d'alcool à brûler, 2 ½ cuillères à soupe d'argile verte en poudre et 1 cuillère à soupe de bicarbonate.
- Émulsionnez bien le tout et versez-le dans un vaporisateur. Une fois le soleil couché, vaporisez les cochenilles.

L'idée en +

Pour vous prémunir des parasites qui menacent vos plantes, préparez une solution composée de 1 cuillère à café de bicarbonate, 3 cuillères à soupe d'huile d'olive et complétée par 1 tasse d'eau. Vaporisez vos plantes avec, en prenant garde d'éviter les fleurs. Ce traitement, appliqué tous les 20 jours, décourage durablement les parasites.

Coffre : combinaison secrète

On ferme la maison de campagne, et hop ! on jette le sac-poubelle du week-end dans le coffre de la voiture pour le déposer aux ordures. Et on profite bien des odeurs incrustées dans le tissu... Saupoudrez généreusement du bicarbonate dans le coffre et sur les parois. Laissez agir une heure, puis passez l'aspirateur pour ôter la poudre.

Dégraissage en béton

Les taches d'huile qui parsèment le sol bétonné de votre garage n'ont pas de souci à se faire, quoi de plus normal dans un lieu où on entrepose les voitures. En revanche, le sol bétonné de la terrasse doit rester impeccable. Si vous y renversez de l'huile, mouillez la tache avec de l'eau, saupoudrez largement de bicarbonate et, à l'aide d'une brosse dure, frottez énergiquement. Rincez à l'eau claire. La tache réapparaît ? Recommencez l'opération jusqu'à disparition complète.

Eau potable en balade

Si vous êtes un adepte de la caravane ou de la roulotte, vous avez probablement souffert du goût de renfermé que prend l'eau stockée dans le réservoir prévu à cet effet.

• Préparez une solution avec 4 litres d'eau chaude additionnée de 4 cuillères à soupe de bicarbonate et versez-la dans le réservoir (multipliez les quantités par le nombre de litres que peut contenir le réservoir, il faut le remplir). Videz-le et rincez bien.

Golf maxi-propre

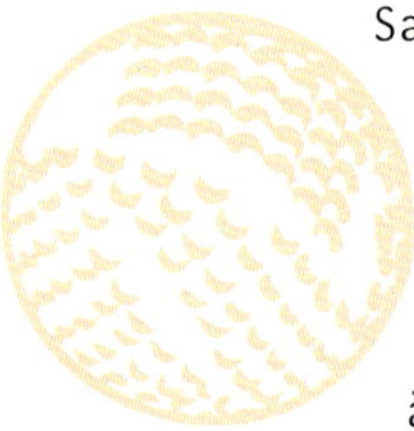

Saupoudrez une brosse humide avec du bicarbonate, et frottez vos clubs, balles et autres tees avec. Un coup de chiffon pour lustrer, et à vous les greens !

Meubles de jardin au vert

Avant de remiser votre mobilier de jardin en plastique en prévision de la mauvaise saison, nettoyez-le avec une solution composée de 1 litre d'eau chaude additionnée de 2 cuillères à soupe de bicarbonate. Ce traitement préviendra les odeurs de renfermé et repoussera les moisissures. Les coussins et banquettes recevront aussi leur dose de bicarbonate : saupoudrez-les avant de les stocker.

Mildiou

Votre chèvrefeuille (rosier, plant de tomates, vigne) a mauvaise mine... Ses feuilles sont parsemées de taches blanches et cotonneuses qui ressemblent à de la moisissure et elles commencent à se flétrir. La faute au mildiou !

• Préparez une solution composée de 1 cuillère à café de bicarbonate, 1 cuillère à café de savon de Marseille liquide et 1 litre d'eau.

• Mélangez bien et versez dans un vaporisateur.

• Douchez largement les végétaux contaminés.

Pare-brise paré

En fin de vie, le caoutchouc de vos essuie-glaces perd de sa souplesse et risque de rayer le pare-brise. Frottez-le avec une éponge humide trempée dans le bicarbonate.

Pêche miraculeuse

Voici un produit d'entretien dont les poissons ne se plaindront pas : le bicarbonate ne pollue pas les eaux !

• Préparez une solution de bicarbonate dilué dans de l'eau (3 mesures de poudre pour 1 mesure d'eau).

• Nettoyez vos cannes à pêche, hameçons et autres matériels en métal à l'aide d'un chiffon trempé dans la solution. Si le cas est plus grave (rouille, vert-de-gris), confectionnez une pâte avec un mélange de bicarbonate et de cendres de feu de bois dont vous frotterez votre matériel, en insistant bien sur les taches. Rincez et séchez.

Pique-nique réussi

Couverts en plastique, gobelets, glacière, sac isotherme : à la longue, ils s'imprègnent d'une odeur un peu sure, souvenir des victuailles passées. Un bon nettoyage de printemps ne leur fera pas de mal. Faites tremper tout ce petit monde dans un bain d'eau chaude bicarbonatée (2 cuillères à soupe par litre d'eau) plus ou moins longtemps, selon les dégâts (2 heures sont un minimum).

L'idée en +

Si des morceaux d'aliments ou des traces de moisi refusent de décrocher, confectionnez une pâte avec 3 cuillères à soupe de bicarbonate mélangées à 1 cuillère à soupe d'eau et frottez avec une éponge.

Piscine limpide

Encore une vertu à mettre à son actif : le bicarbonate aide à conserver une eau limpide. Il corrige la dureté de l'eau en maintenant un bon pH. Pour ne pas faire d'erreur dans le dosage, demandez conseil à votre distributeur de produits pour piscine : de nombreux éléments entrent en ligne de compte (taille de la piscine, pH, etc.).

Sièges et tapis volant

Sueur, restes de chips et, pour certains, animal familier ont imprégné vos sièges et tapis de voiture d'une odeur qui vous saute à la gorge. Saupoudrez-les généreusement de bicarbonate, puis brossez bien de façon à ce que la poudre pénètre les fibres du tissu. Laissez agir une demi-heure, puis passez un coup d'aspirateur.

Le volant demandera un travail plus méticuleux : trempez une éponge humide dans le bicarbonate et frottez. Rincez à plusieurs reprises pour qu'il retrouve son adhérence.

Traqueur de mauvaises herbes

Travail ingrat s'il en est, le désherbage est une occupation à temps plein. Mais l'ami bicarbo veille, et vous pourrez lui déléguer les endroits faciles d'accès : la terrasse, les dalles de l'allée, où les indésirables s'ingénient à repousser dès que vous avez le dos tourné.

- Saupoudrez du bicarbonate entre les pierres ou les dalles, il ralentira la repousse des mauvaises herbes.

Pour l'éditeur, le principe est d'utiliser des papiers composés de fibres naturelles, renouvelables, recyclables et fabriquées à partir de bois issus de forêts qui adoptent un système d'aménagement durable. En outre, l'éditeur attend de ses fournisseurs de papier qu'ils s'inscrivent dans une démarche de certification environnementale reconnue.

Direction : Jean-François Moruzzi
Direction éditoriale : Pierre-Jean Furet
Édition : Véronique Camp assistée de Manon Béranger
Correction : Anne Pernot
Conception graphique, réalisation intérieure et illustrations : CGI
Conception et réalisation de la couverture : Salah Kherbouche
Fabrication : Amélie Latsch

Retrouvez toutes nos parutions sur www.hachette-pratique.com

Dépôt légal : avril 2011

ISBN : 978-2-01-621205-9

62-69-1205-03-4

Imprimé en Slovaquie par Polygraf print